ERNST HÜRLIMANN'S SAUNA-KNIGGE

ERNST HÜRLIMANN'S

SAUNA KNIGGE

Mit Textbeiträgen von

Ernst Hürlimann, Ulrich Kaiser, Siegfried Lenz
Herbert Schneider, Helmut Seitz, Siegfried Sommer

Verlag J. Berg · München

ISBN 3-7634-0581-X
Printed in Germany

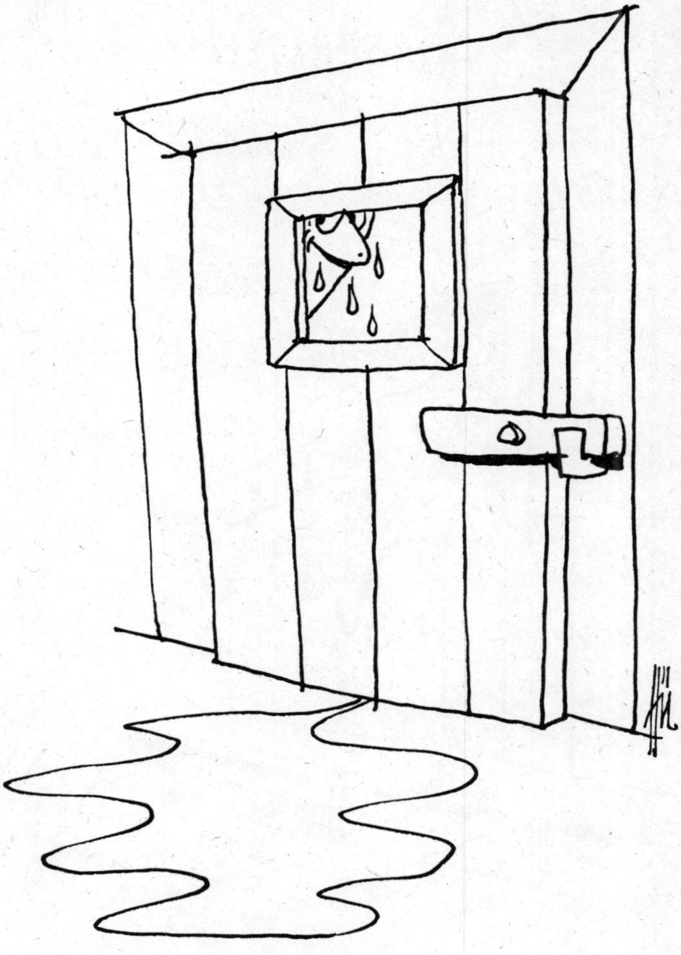

ANLEITUNG ZUR KORREKTEN ABWICKLUNG EINES SAUNABADES

VORBEREITUNG:

Transpiration in bekleidetem Zustand ist unhygienisch und nicht zuletzt ungesund.

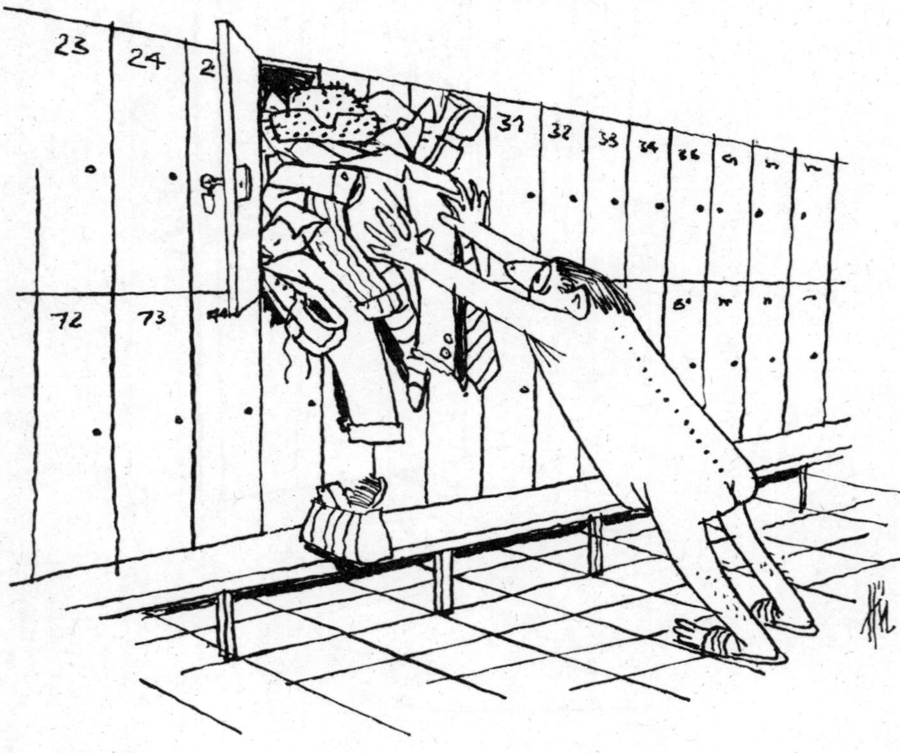

Deshalb ist anzuraten, sich zu Beginn eines Saunabades seiner Kleidung zu entledigen und diese in einem der hierfür vorgesehenen Kästchen zu verstauen.

Lediglich die für den Saunaablauf benötigten Utensilien, wie Seife – Bürsten – Handtücher, werden mitgenommen.

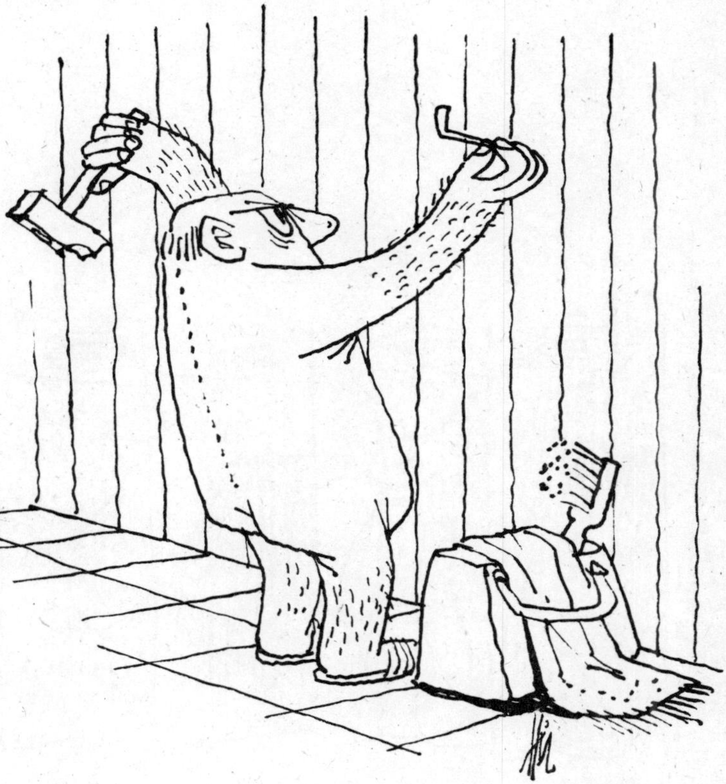

Hierfür stehen genügend Ablagen zur Verfügung.

Nun erfolgt eine gründliche Reinigung der Außenhaut.

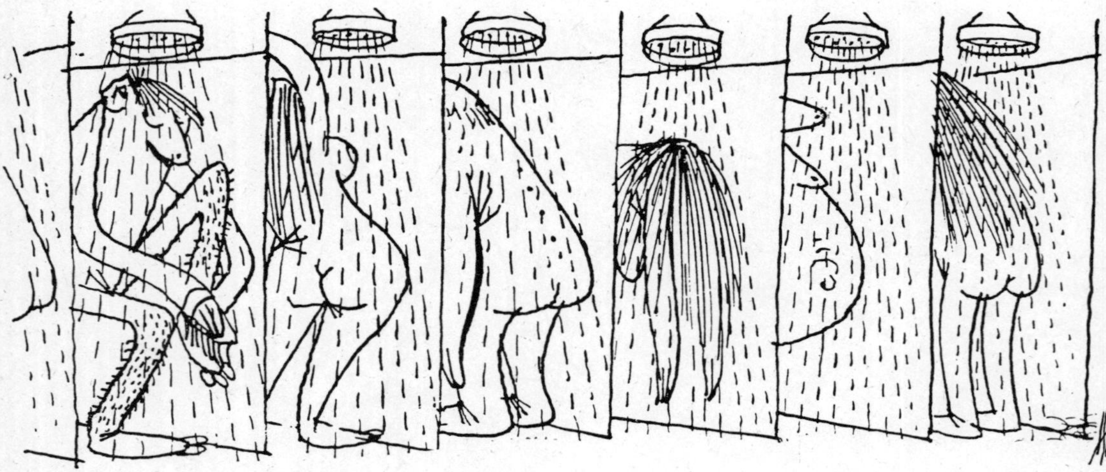

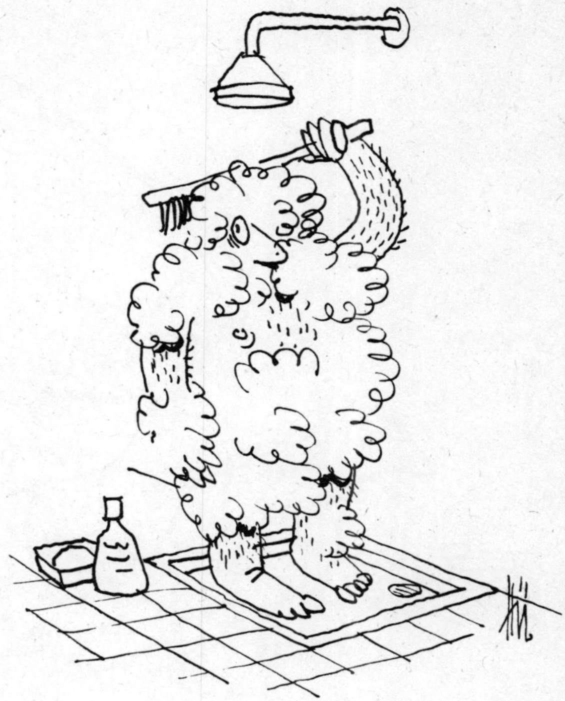

Am besten unter Zuhilfenahme gängiger Reinigungsmittel.

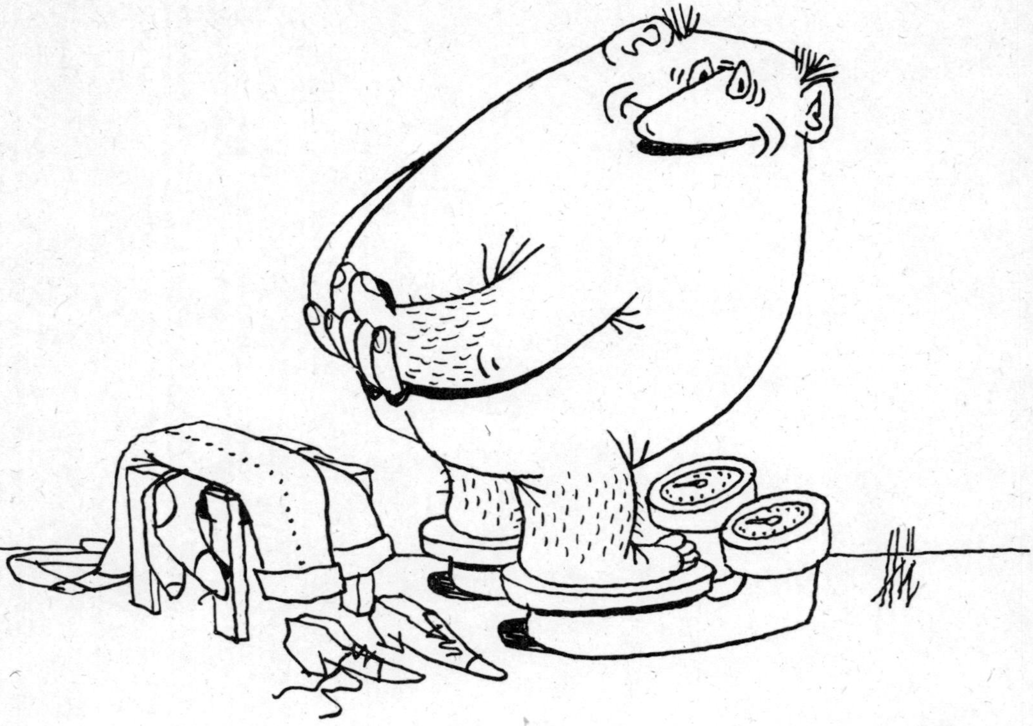

Zu den Vorbereitungsmaßnahmen zählt auch eine genaue Gewichtskontrolle (vorher – nachher!).

Ein günstiges Resultat stabilisiert das seelische Gleichgewicht – ein wichtiger Beitrag zur Entspannung.

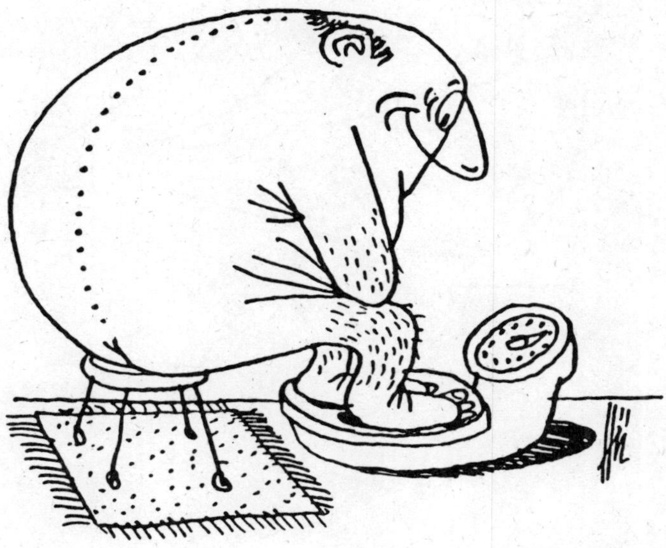

Vor Betreten der Sauna gründlich abfrottieren (oder bürsten).
Trockene Haut fördert die Schweißbildung.

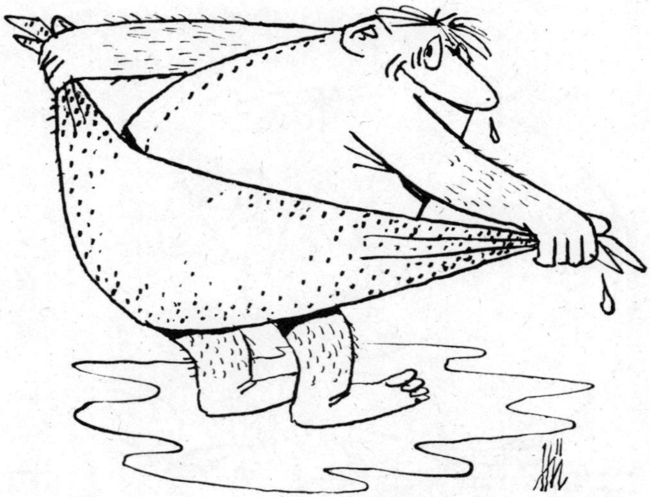

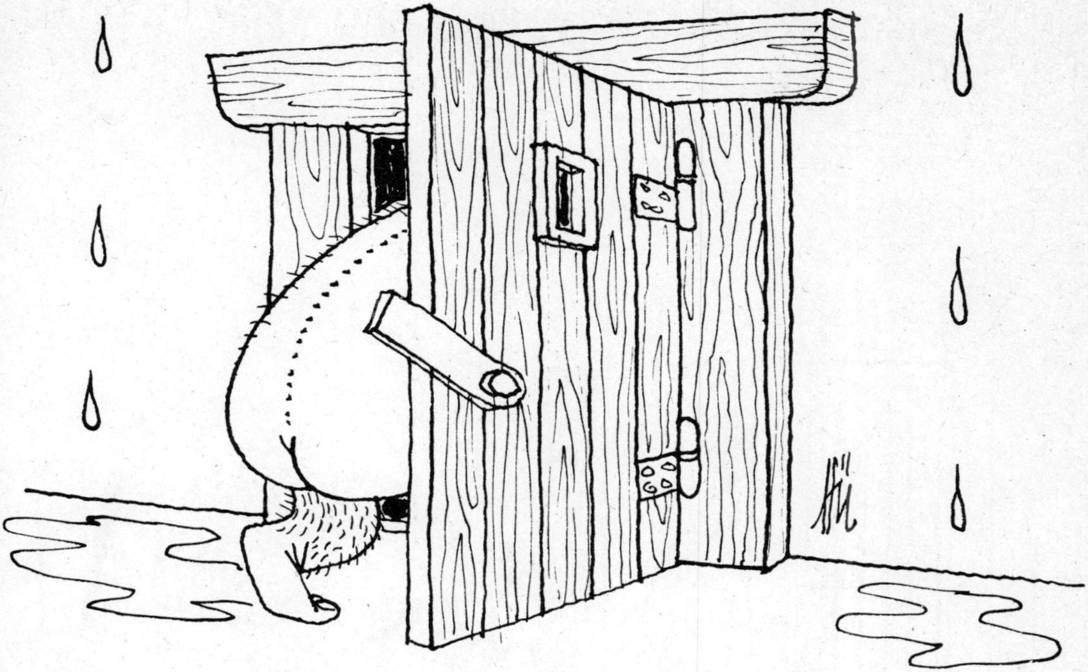

*So vorbereitet, steht dem ersten »Gang«
nichts mehr im Wege.*

TRANSPIRATIONSABLAUF:

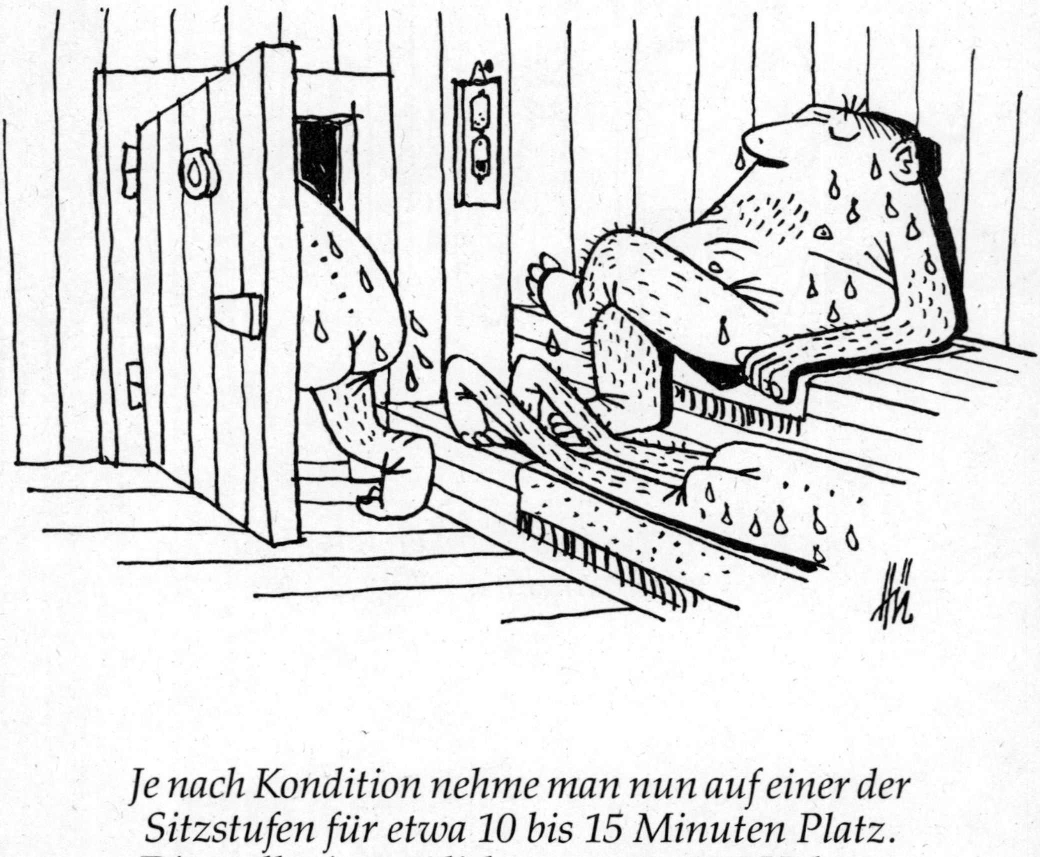

Je nach Kondition nehme man nun auf einer der Sitzstufen für etwa 10 bis 15 Minuten Platz. Dies sollte in möglichst entspannter Haltung geschehen.

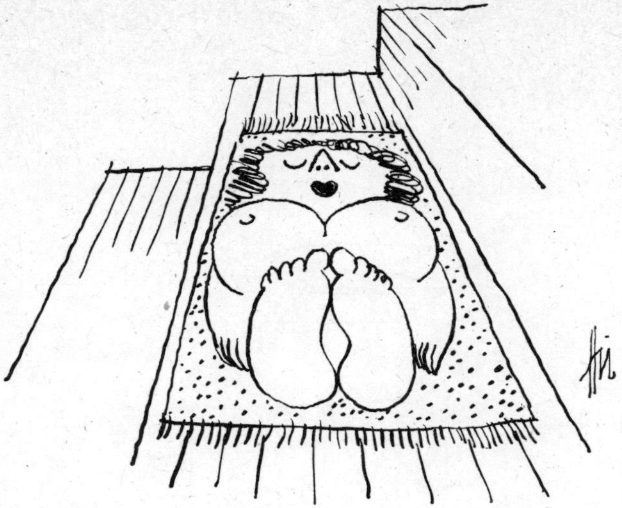

Bei genügend Platzangebot kann auch in horizontaler Lage transpiriert werden.

*Wichtig ist dabei,
die letzten Minuten
– aus Kreislaufgründen –
wieder in gewohnt
menschlich aufrechter
Haltung zu verbringen.*

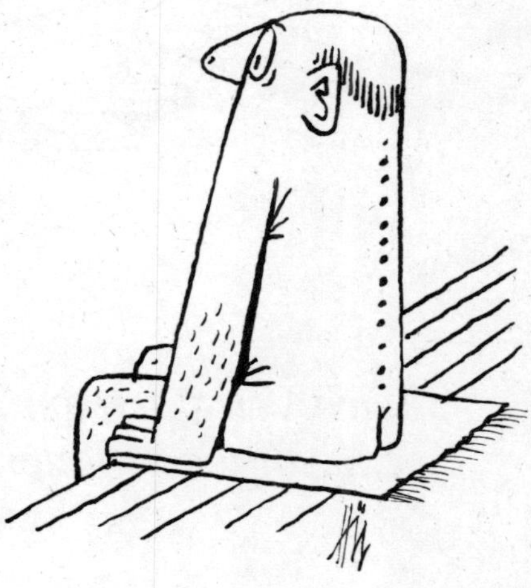

ABKÜHLPHASE:

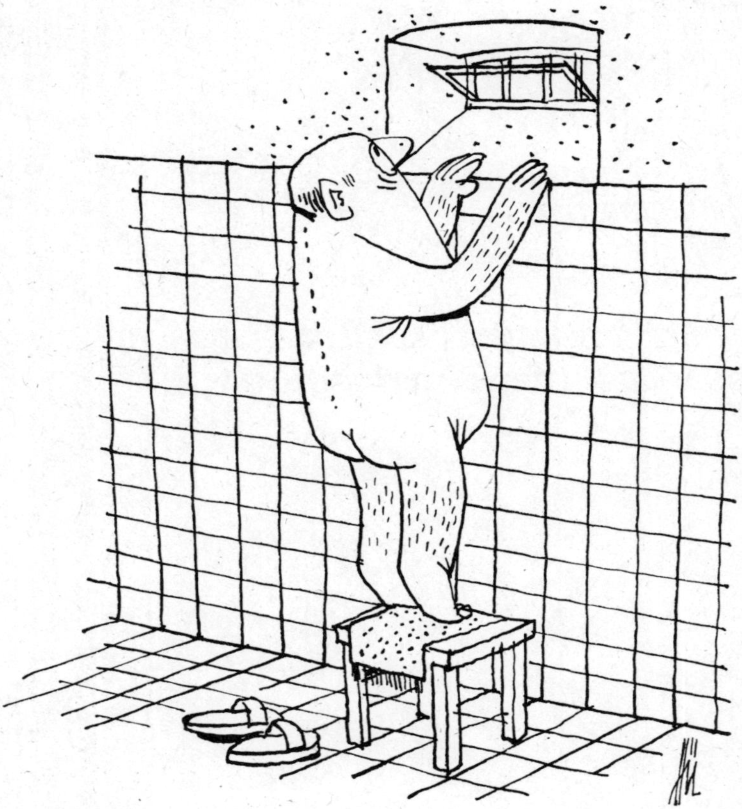

Nach Verlassen der Sauna sollte erst einmal entgangener Sauerstoff wieder aufgetankt werden.

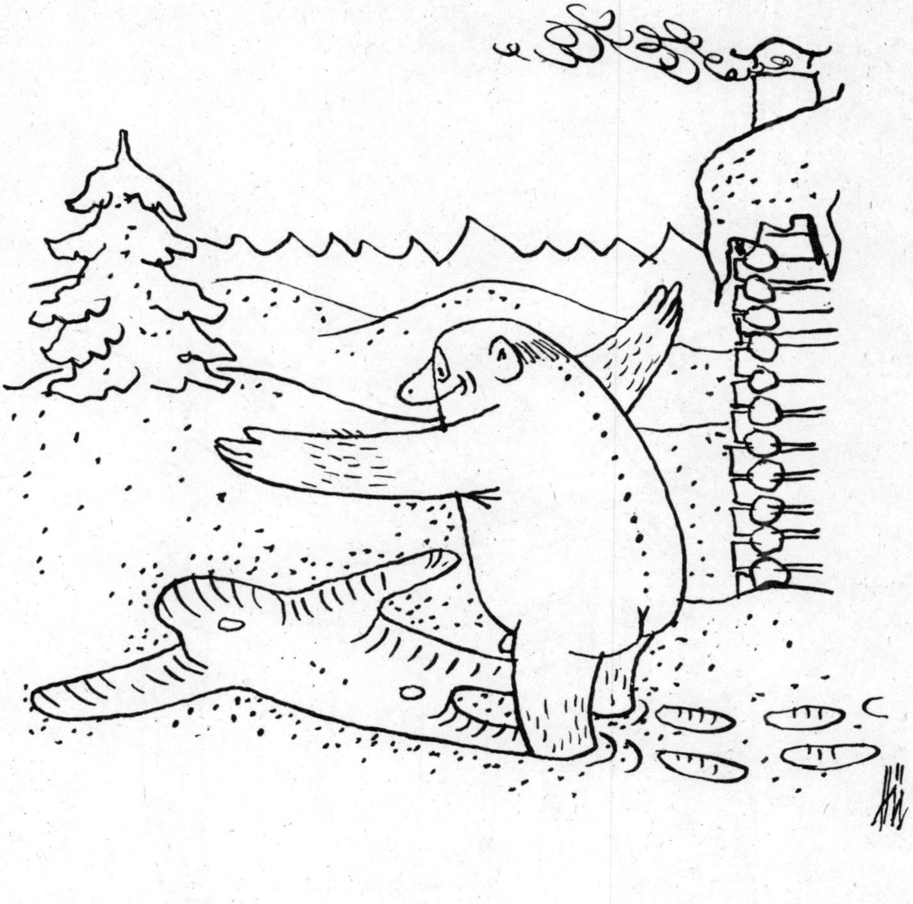

Am besten in freier Natur.

Abgehärtete Naturen stürzen sich auch sofort ins kühle Naß.

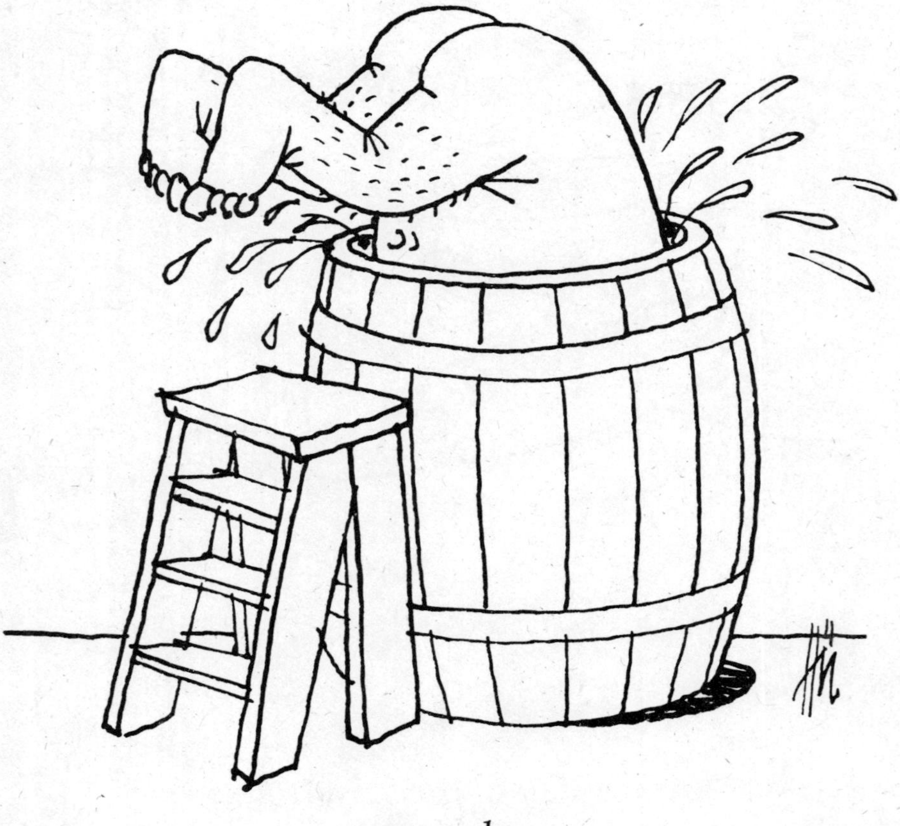

wo und . . .

. . . wie auch immer.

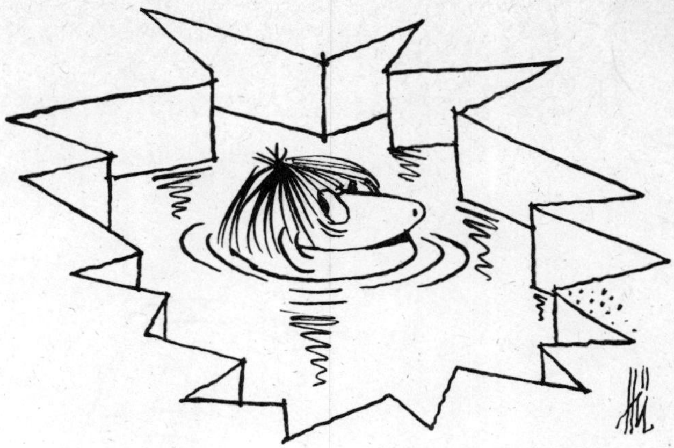

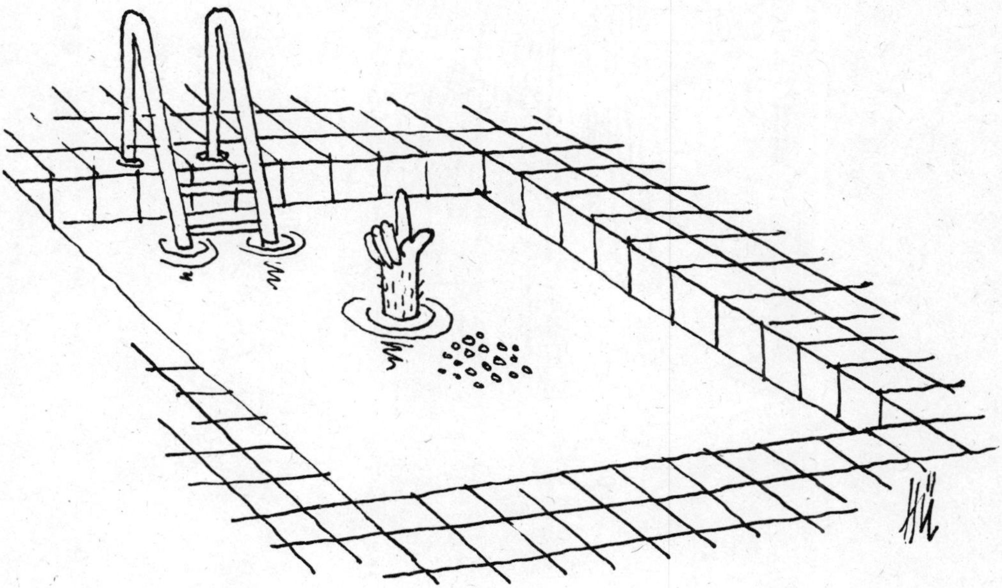

Ohne Rücksicht auf die Frisur sollte man möglichst ganz untertauchen (Blutandrang im Kopf).

Weniger Heldenhafte können sich mit einem sogenannten

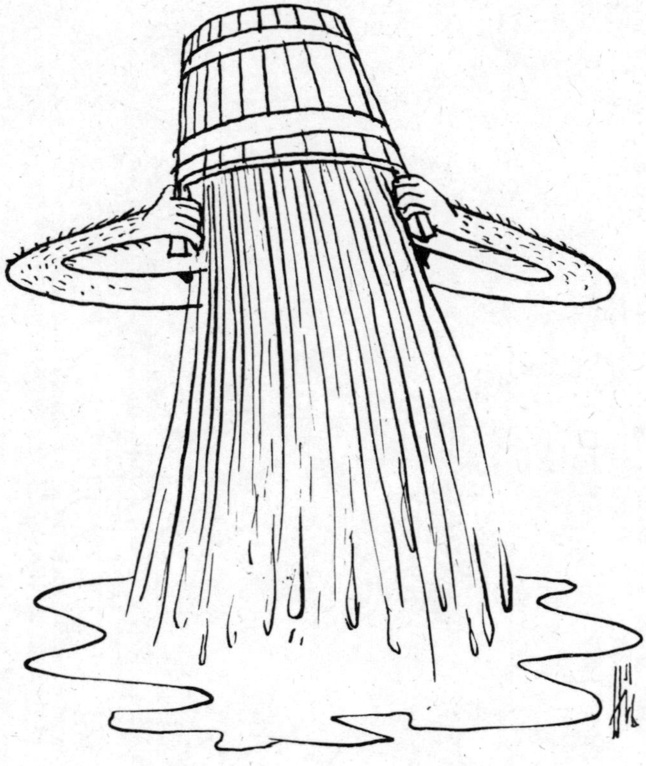

»Guß« . . .

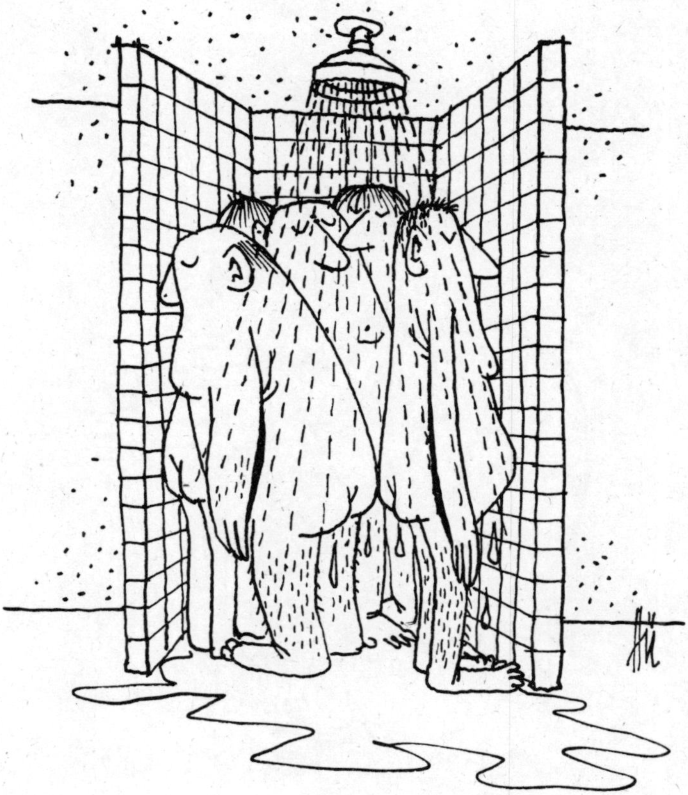

. . . oder einer schonenden Brause begnügen.

ENTSPANNUNG:

Hierfür gibt's ein reichhaltiges Angebot:

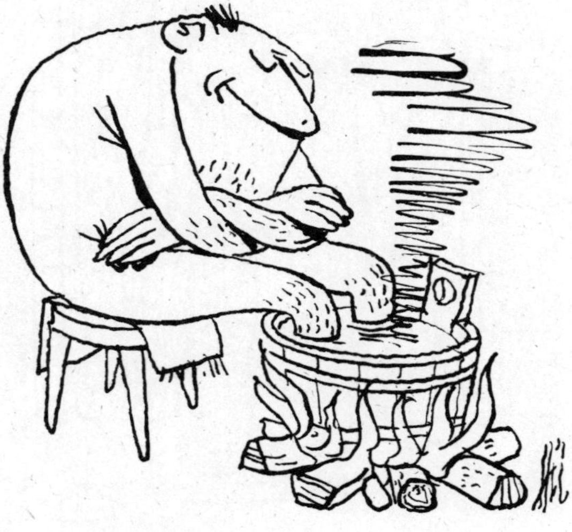

Sei's ein warmes Fußbad . . .
(Sehr zu empfehlen!)

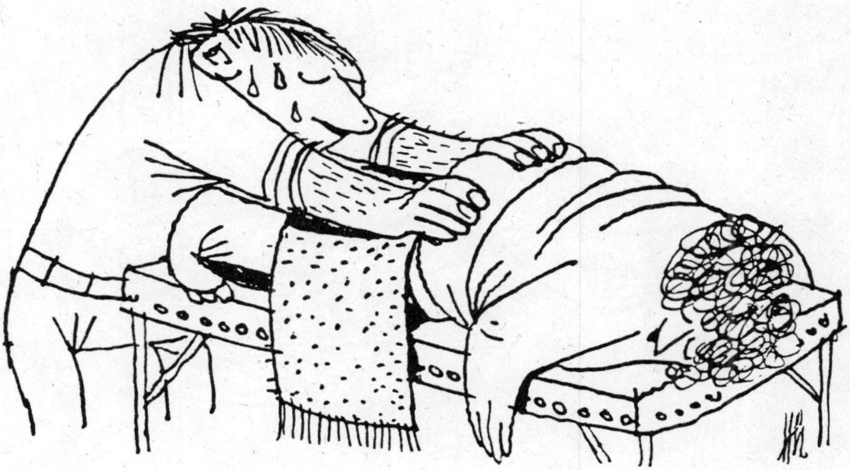

...eine gründliche Massage

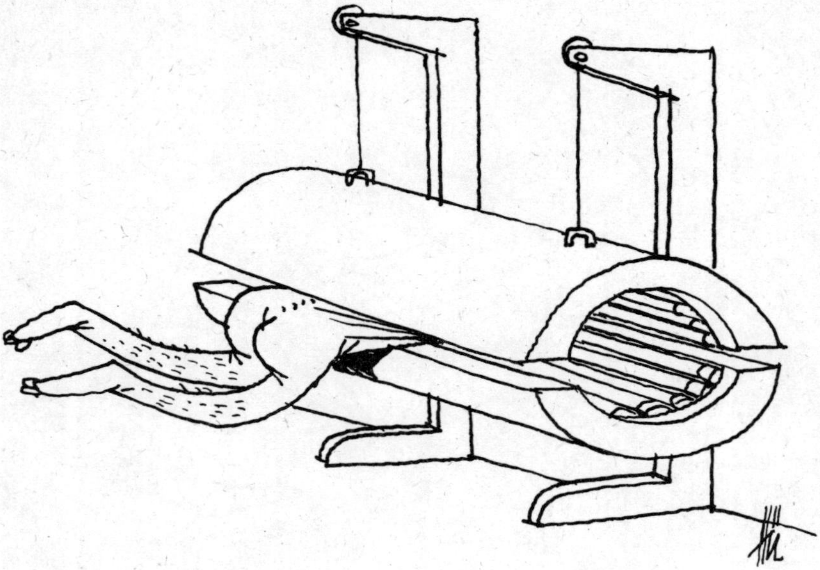

oder auch die Benutzung des Solariums.

Auf alle Fälle ist anzuraten, zwischen den Gängen mindestens je 10 bis 15 Minuten Ruhepause einzulegen.

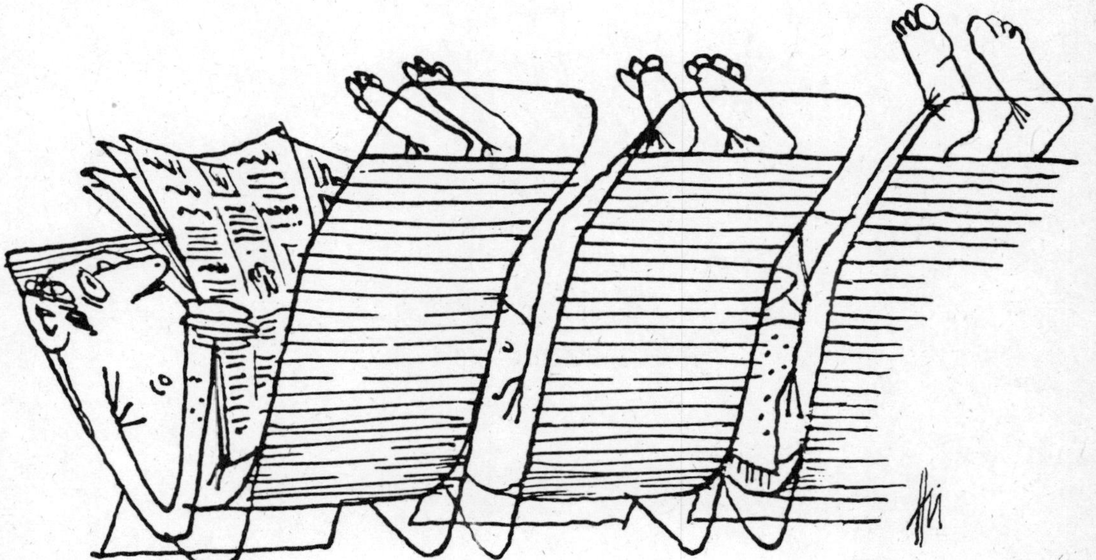

So gestärkt

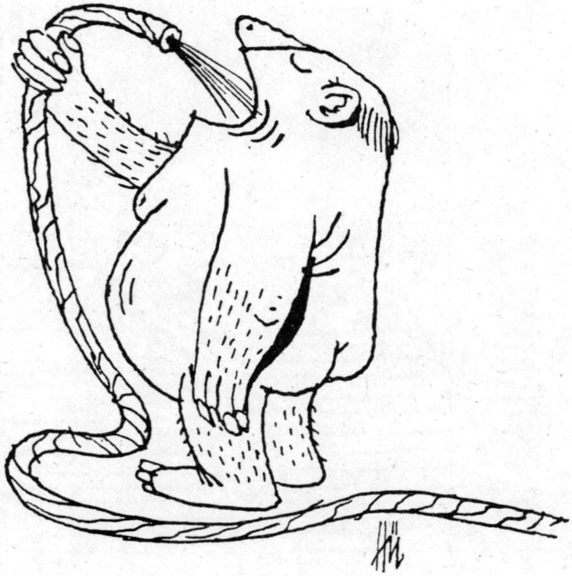

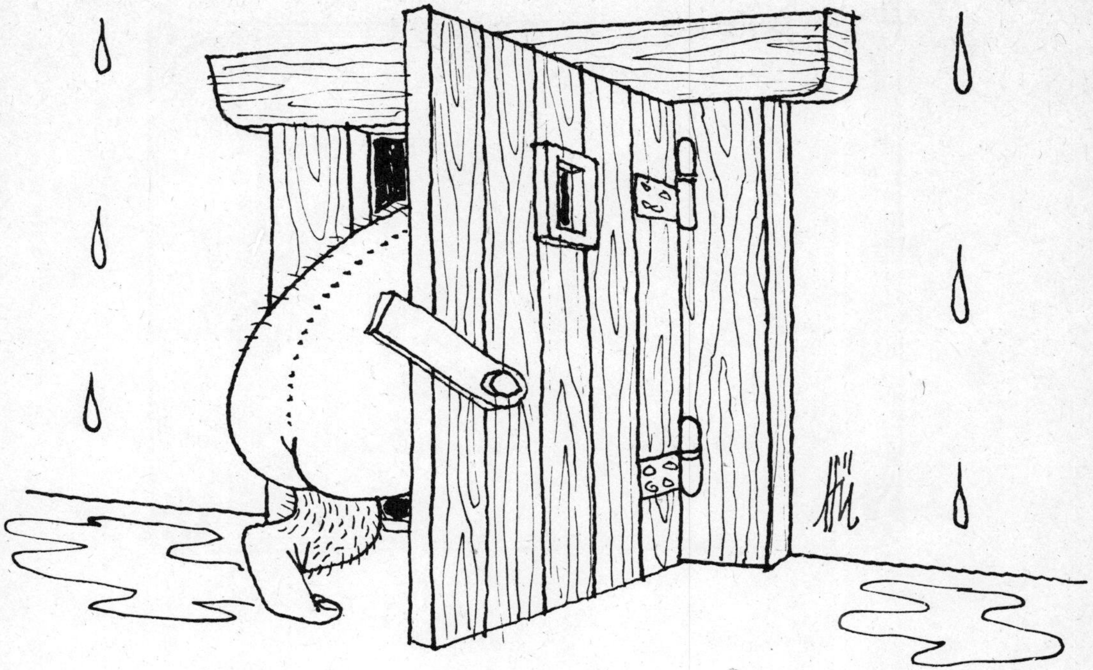

kann man ruhig noch 1 bis 2 Gänge riskieren.

Sauna-Knigge

Eine Anleitung
für korrektes Verhalten
während eines Saunabesuchs

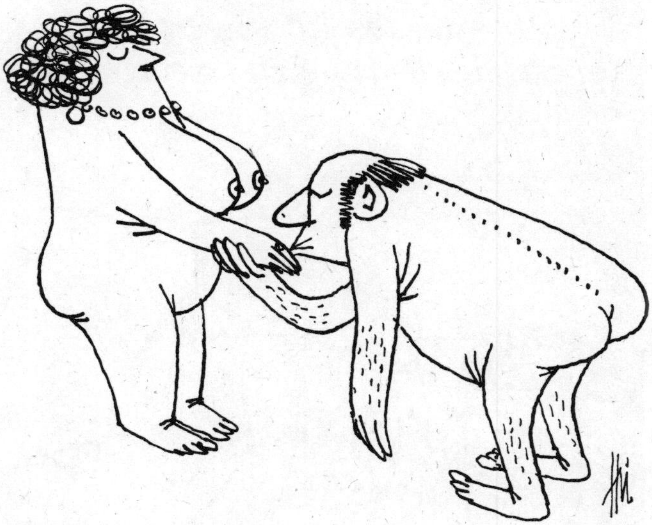

Gewisse Umgangsformen, welche allgemein zum guten Ton gehören, wirken in der Sauna angewandt oft komisch.

Da das Saunaritual nackt abgewickelt wird,
gilt es als absolut ungehörig,
in Badebekleidung zu erscheinen.

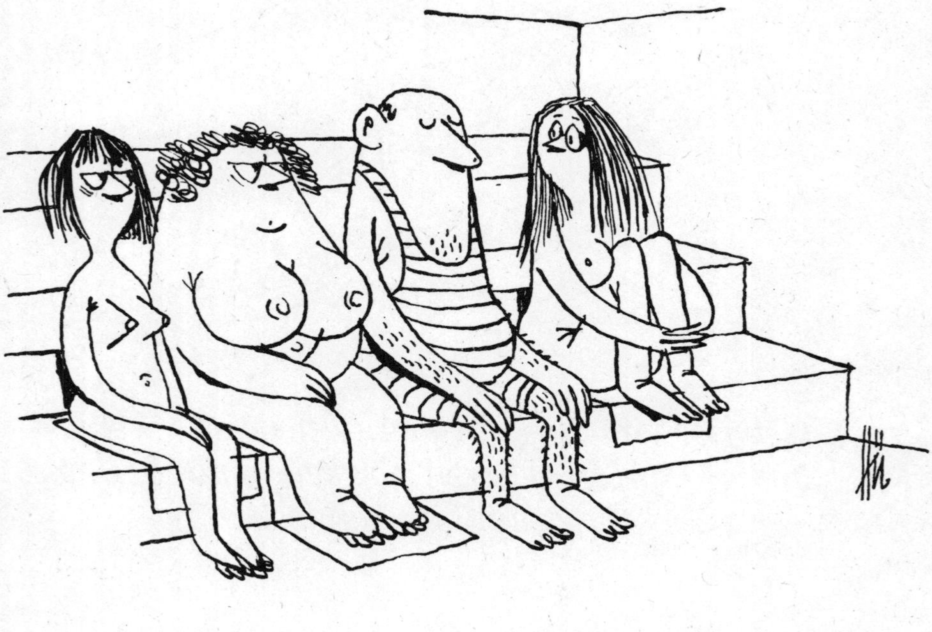

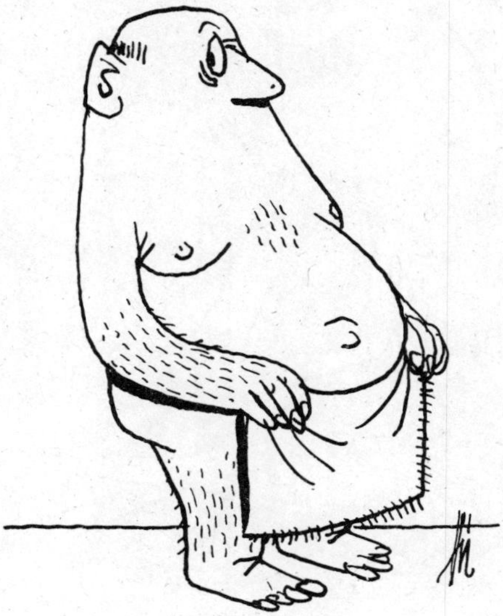

Schamhaften Naturen bleibt trotzdem noch genügend Spielraum.

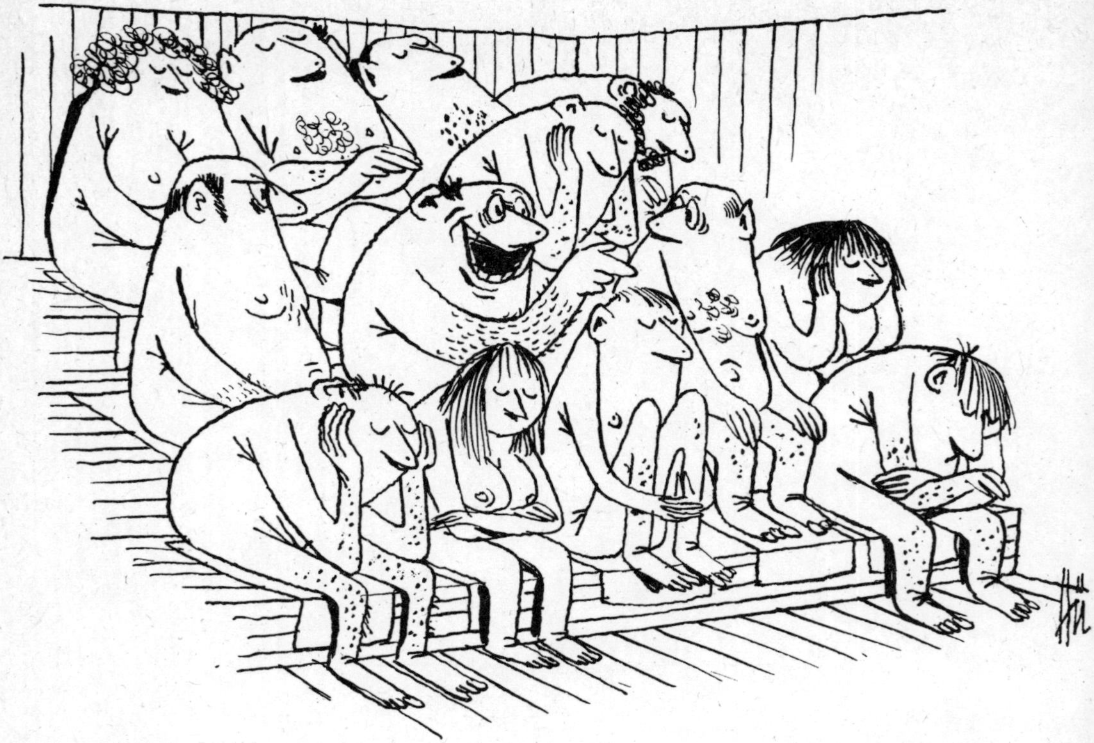

Die Sauna ist ein Hort der Ruhe und Entspannung. »Stimmungskanonen« sollten sich besser in anderen Etablissements austoben.

Gegen entspanntes Liegen ist grundsätzlich nichts einzuwenden – vorausgesetzt, daß genügend Platz vorhanden ist.

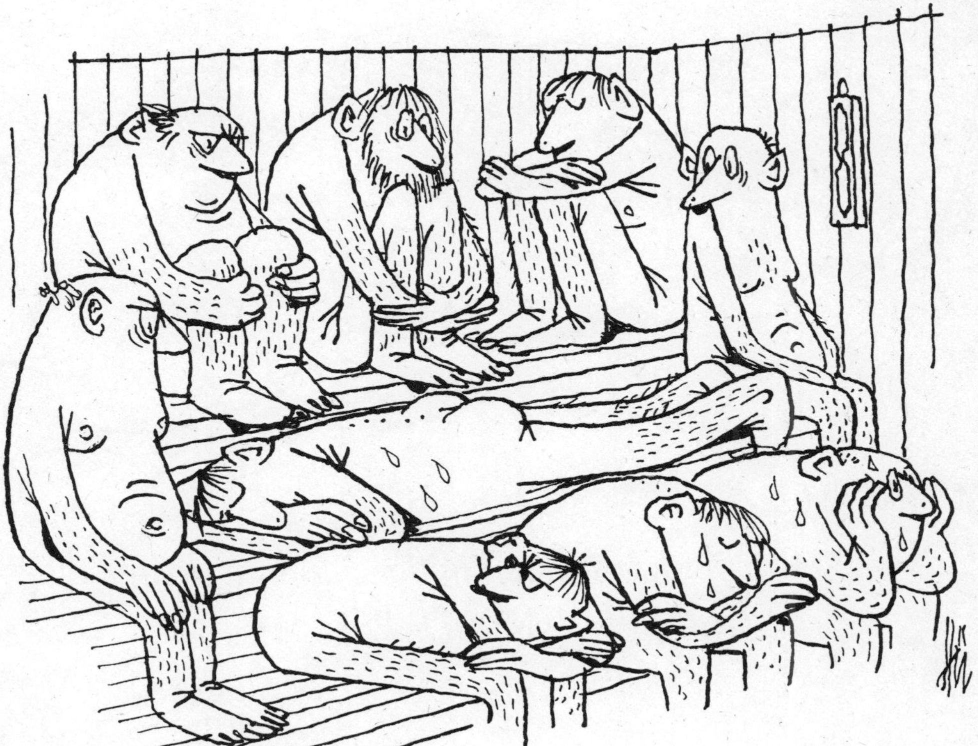

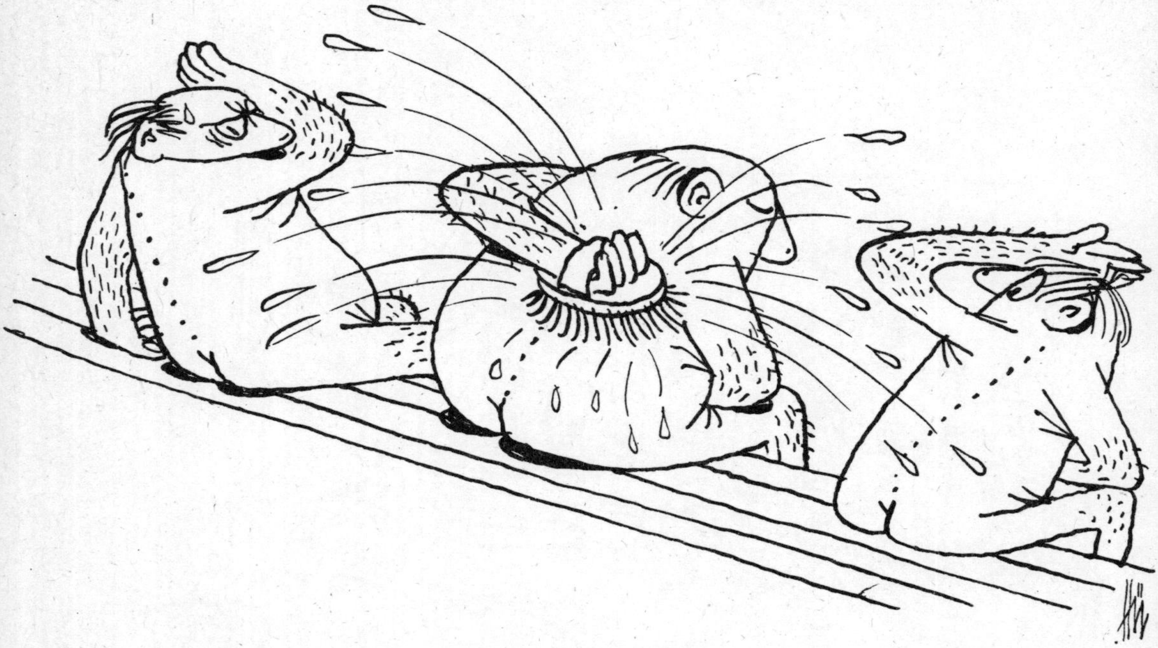

Schaben und Bürsten in der Sauna wird als Zumutung empfunden . . .

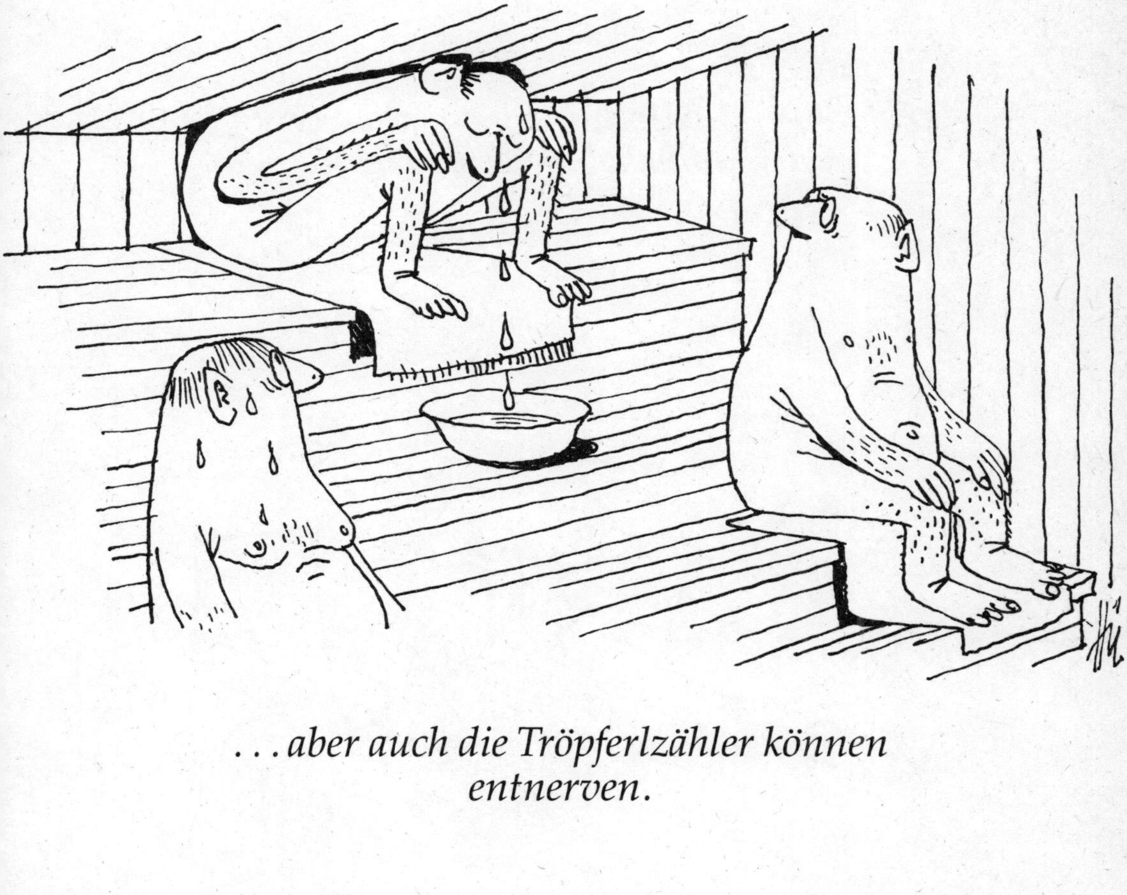

. . . aber auch die Tröpferlzähler können entnerven.

Schuhwerk sollte aus hygienischen Gründen vor der Saunakabine deponiert werden.

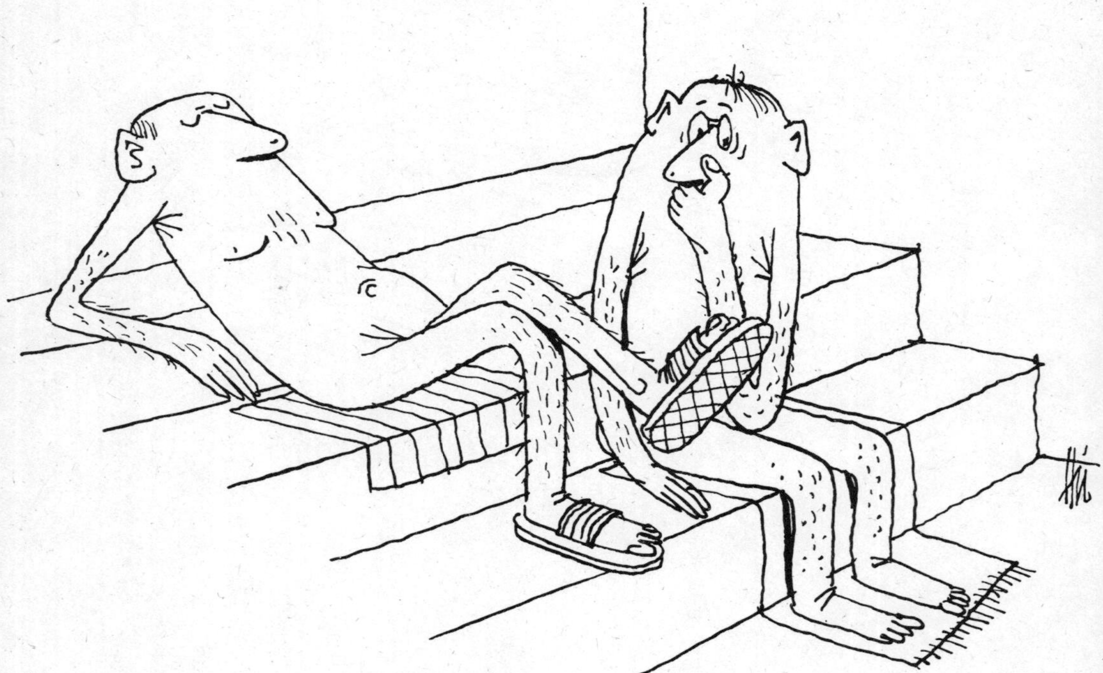

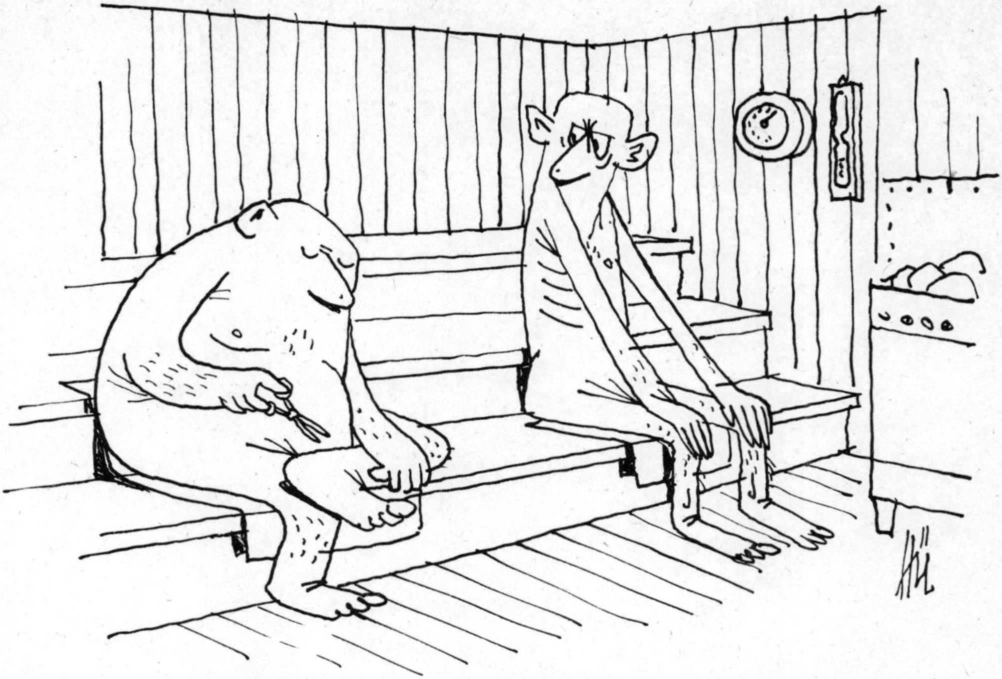

Das Schneiden von Zehennägeln und ähnliche Prozeduren werden auch nicht als die feine englische Art empfunden.

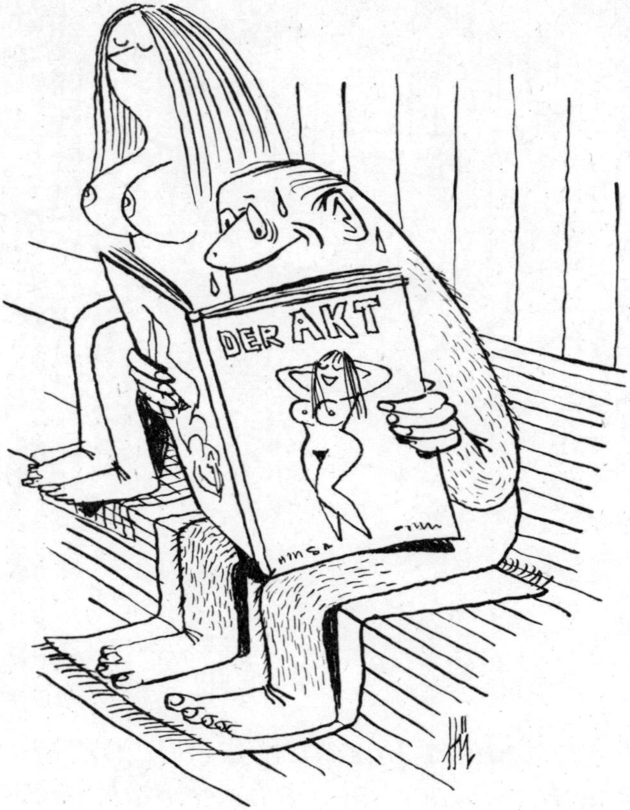

Das Mitnehmen von Zeitungen . . .

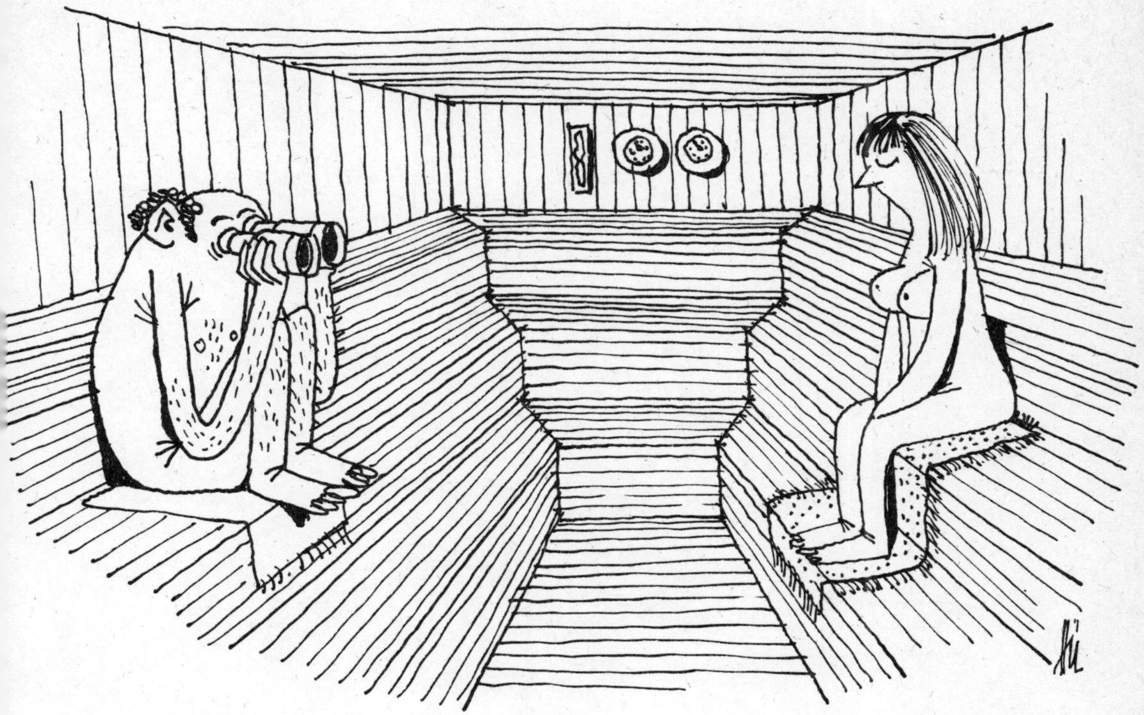

sowie von Ferngläsern (vor allem in gemischte Saunas) ist unerwünscht.

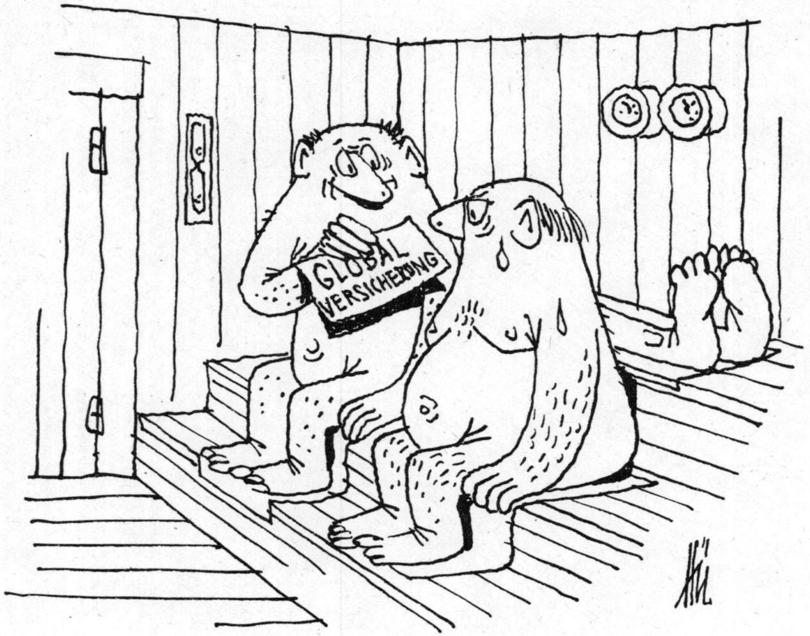

Auch die Abwicklung geschäftlicher Transaktionen sollte tunlichst unterbleiben.

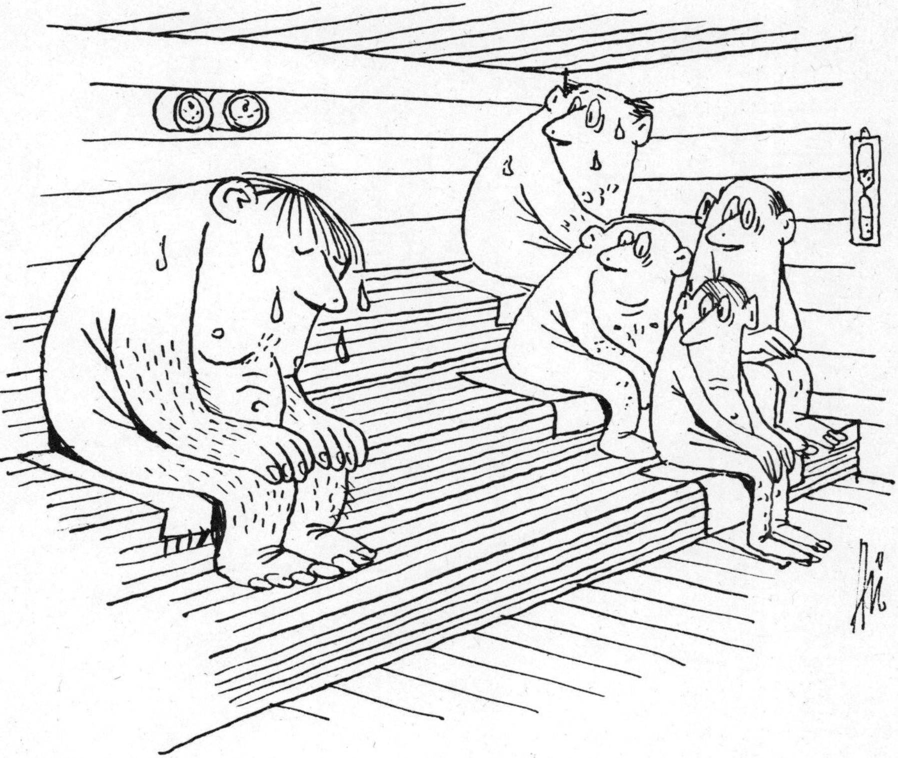

Vor dem Genuß von Knoblauch sei gewarnt.

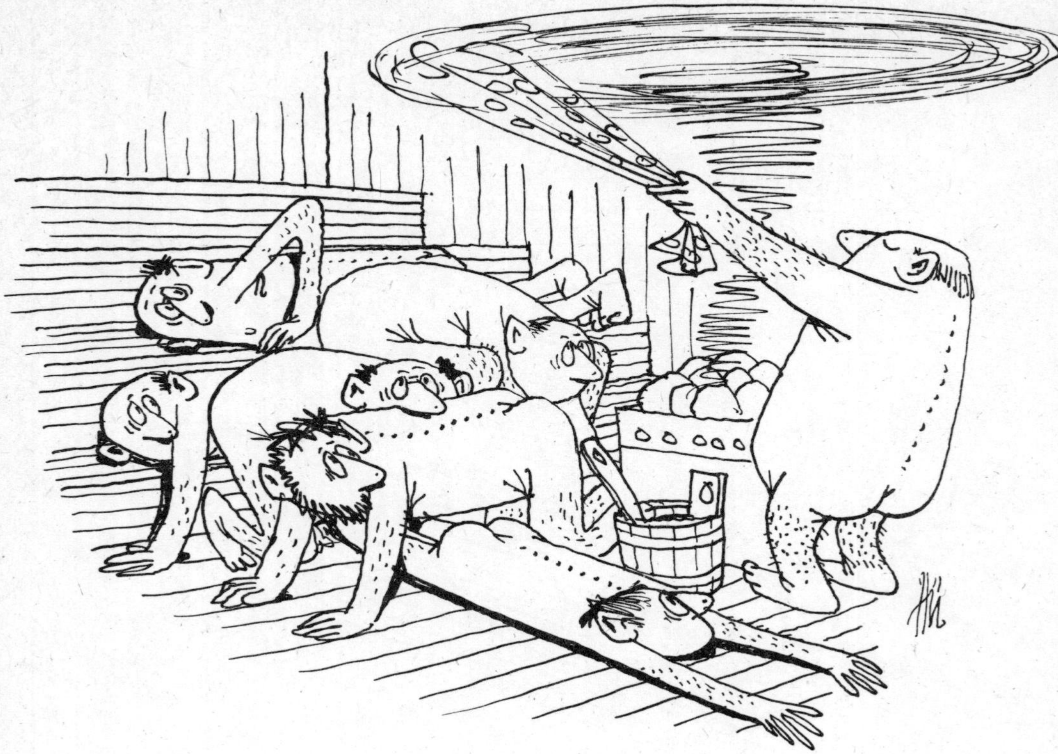

»Aufgüsse« sollten – wenn überhaupt – nur vom Saunapersonal ausgeführt werden. Sogenannte »wilde Aufgüsse« – von irgendwelchen Wichtigtuern – sind sogar gefährlich, da sie die Transpiration erschweren und zu Wärmestaus führen können. Je geringer die Luftfeuchtigkeit – desto erträglicher die Hitze.

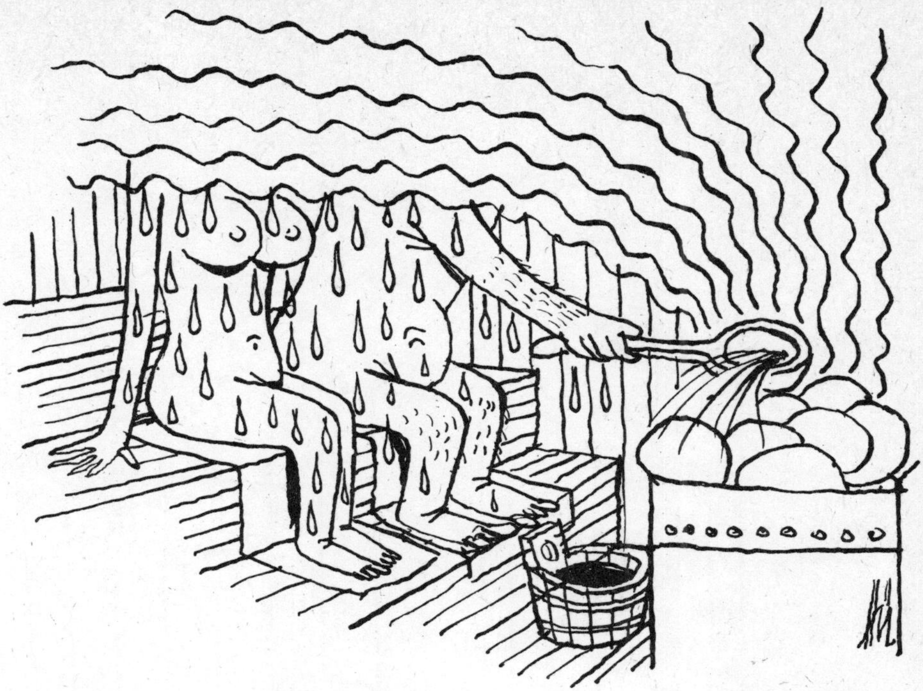

Beim Aufguß bildet sich Kondenswasser auf der Haut, was manche mit Schweiß-ausbrüchen verwechseln.

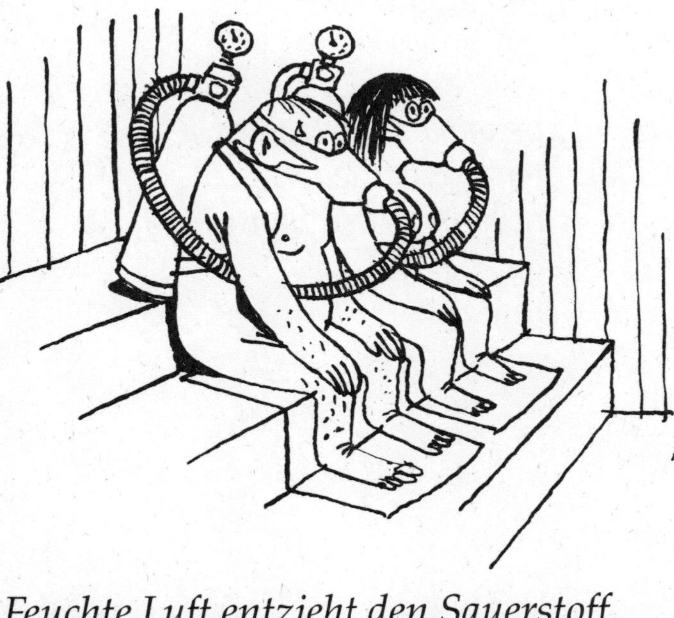

Feuchte Luft entzieht den Sauerstoff.

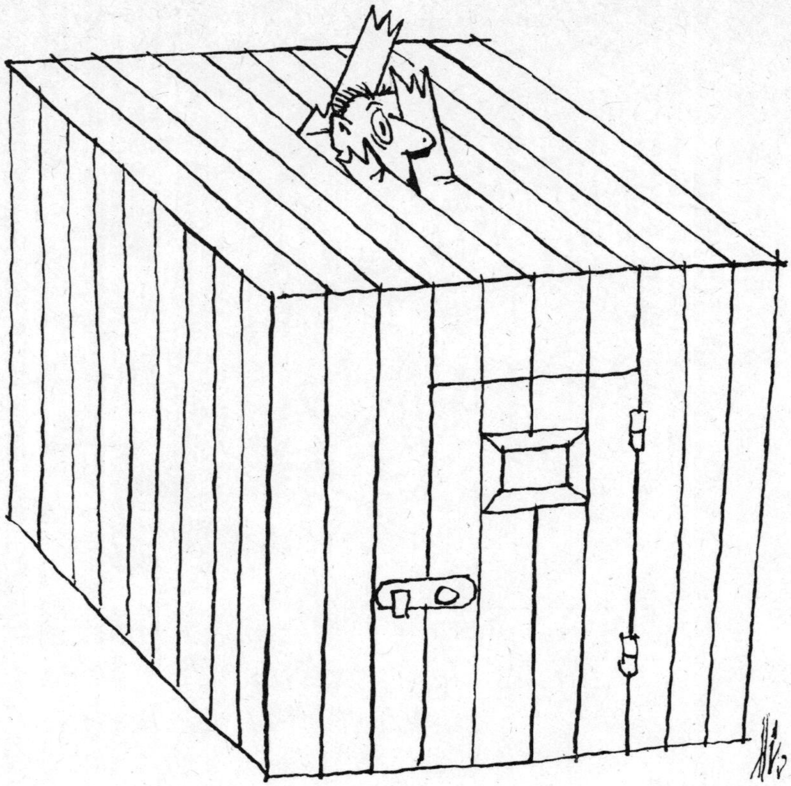

Saunakabinen sind aus wärmewirtschaftlichen Gründen meist sehr nieder. Geben Sie acht beim Aufstehen.

Bei zeitweiser Überfüllung sollten Sie sich lieber ein paar Minuten gedulden – anstatt sich dazwischenzudrängeln.

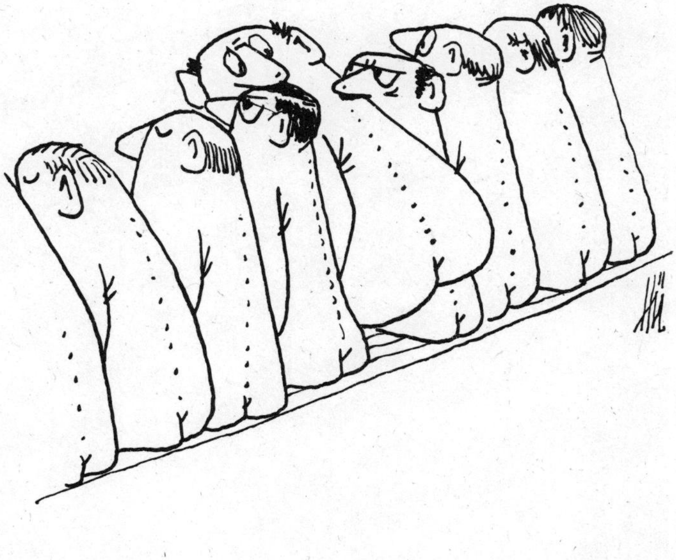

Der Sprung ins kalte Becken – ohne vorheriges Abduschen – könnte zu gewissen Vergleichen zwingen . . .

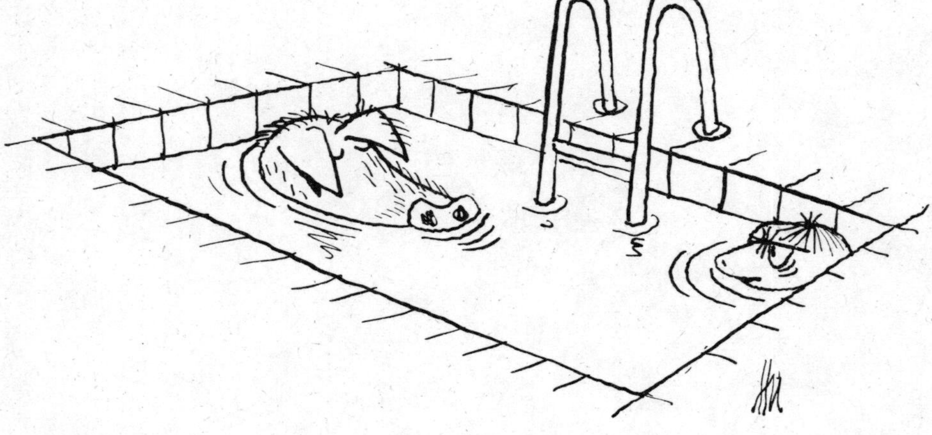

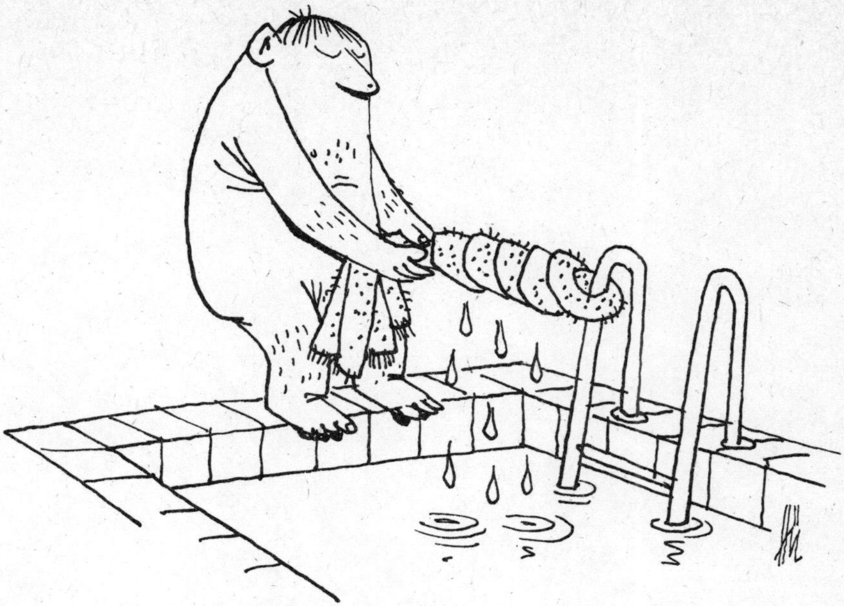

Auch das Auswringen schweißgetränkter Handtücher kann nicht unbedingt als appetitlich bezeichnet werden.

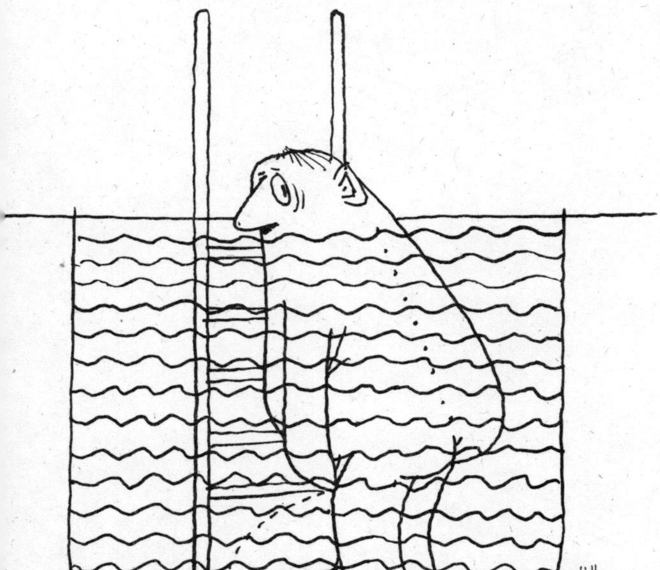

Ganz abgesehen von . . .

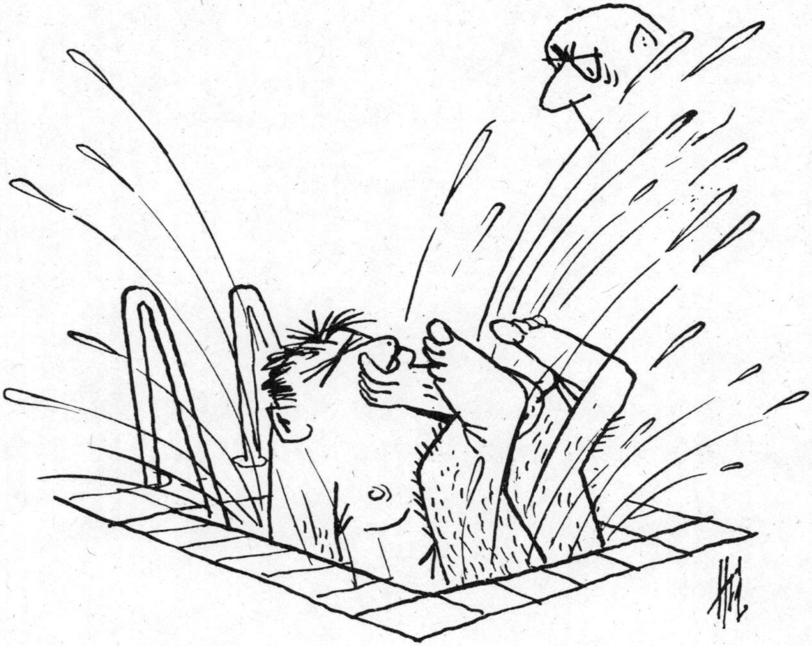

Allzu forsches Eintauchen . . .

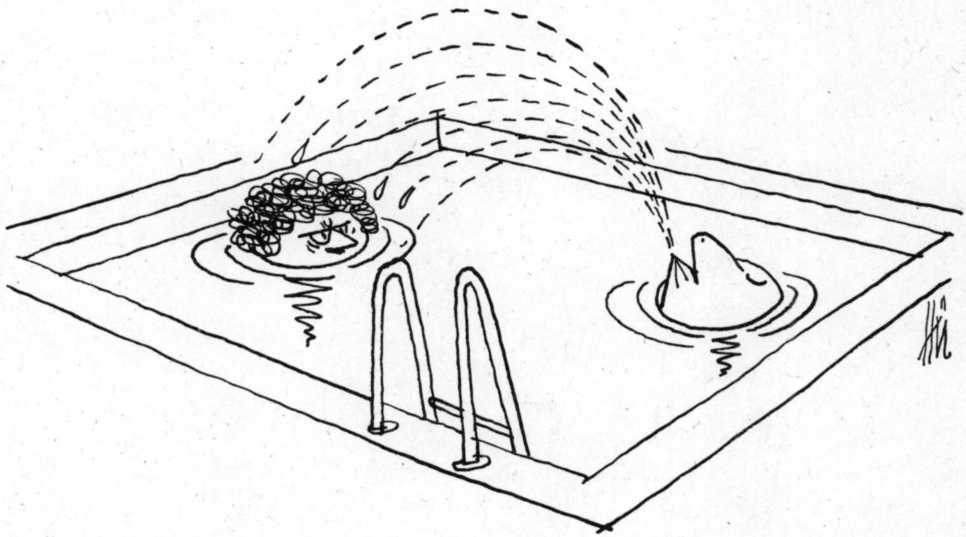

. . . oder gewisse Wasserspiele werden ebenfalls meist als Belästigung empfunden.

DIE SAUNA IST EINE STÄTTE VON MENSCHENANSAMMLUNGEN. RÜCKSICHTNAHME IST GEBOTEN.

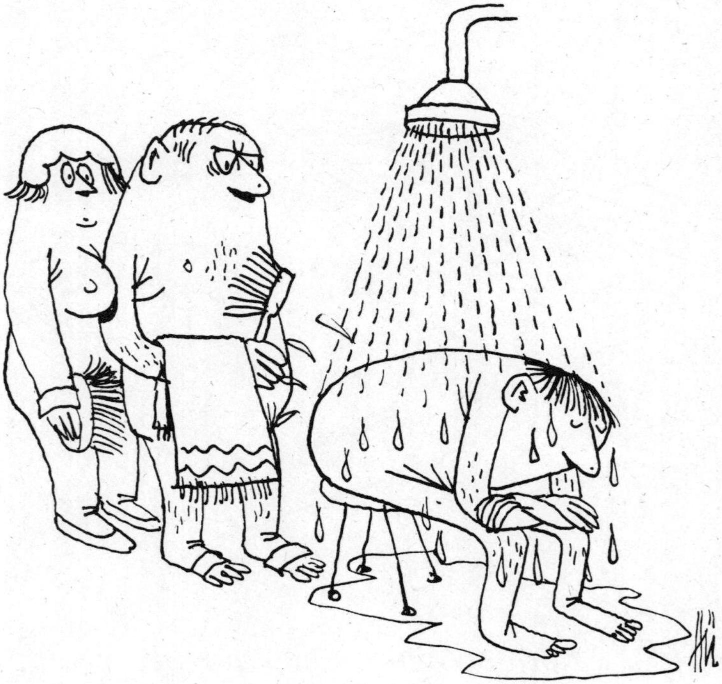

Beispielsweise: Dauerduscher sollten daran denken, daß auch andere berieselt werden wollen.

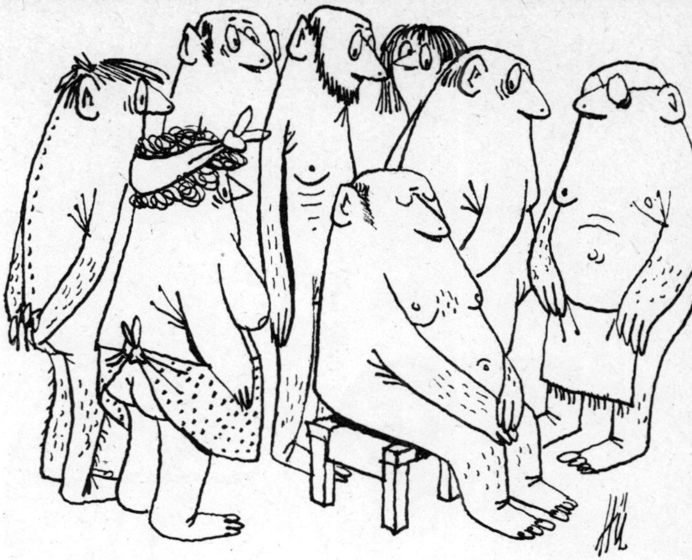

Meist mangelt es in den Saunen
an Ruhebänken.
Beharren Sie deshalb nicht stur auf einem
eroberten Sitzplatz.

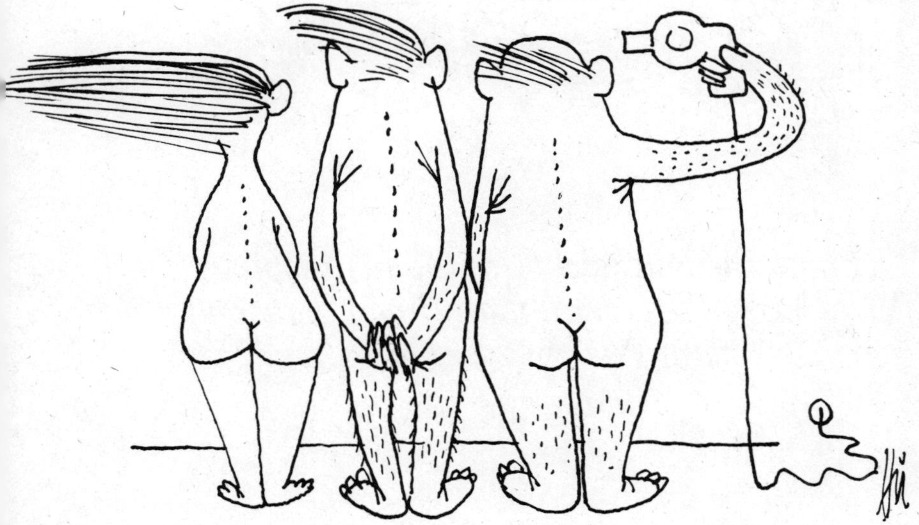

Ähnliches gilt für den Haartrockner
(meistens ein Einzelstück).
Demonstrieren Sie gemeinnütziges Verhalten.

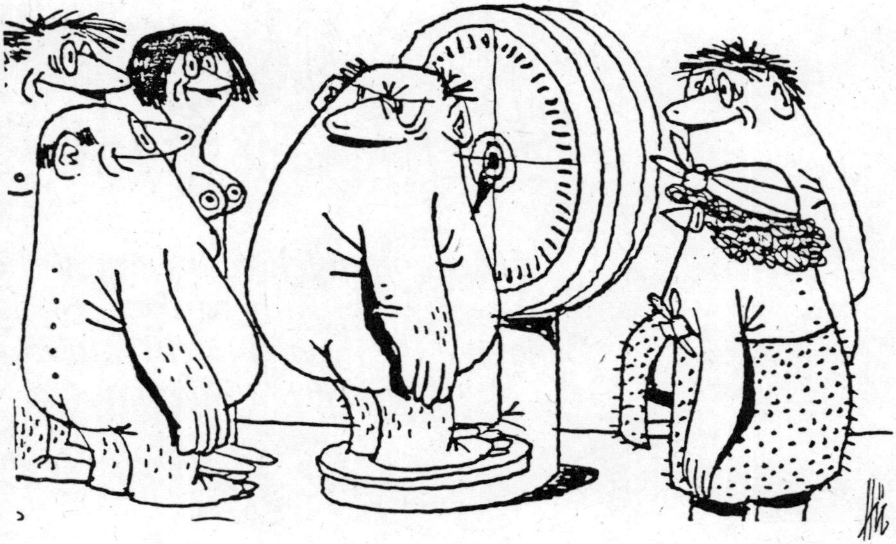

Nehmen Sie Rücksicht auf die Intimsphäre. Viele hassen es, wenn man Ihnen grinsend beim Wiegen zuschaut.

Die Sauna ist kein Wirtshaus.

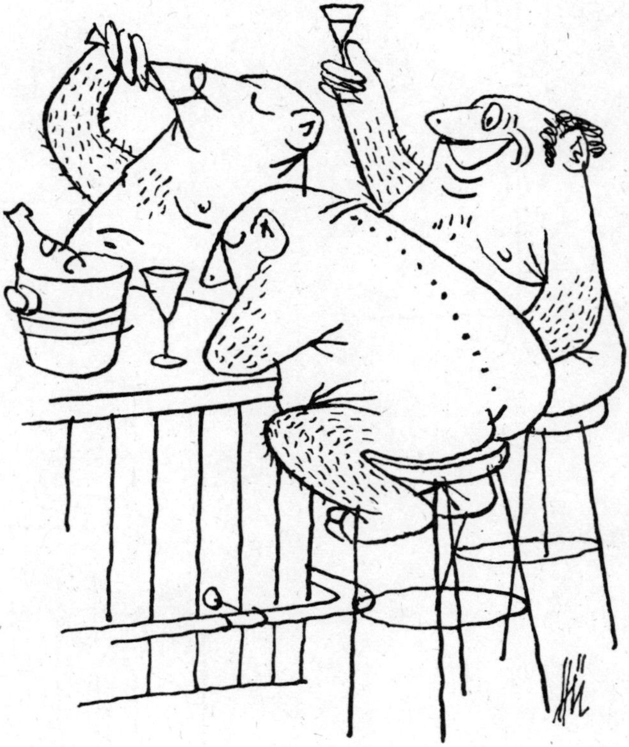

»Löschversuche« mit Alkohol sind überdies gefährlich.

ZUM SCHLUSS NOCH EINIGE GRUNDREGELN:

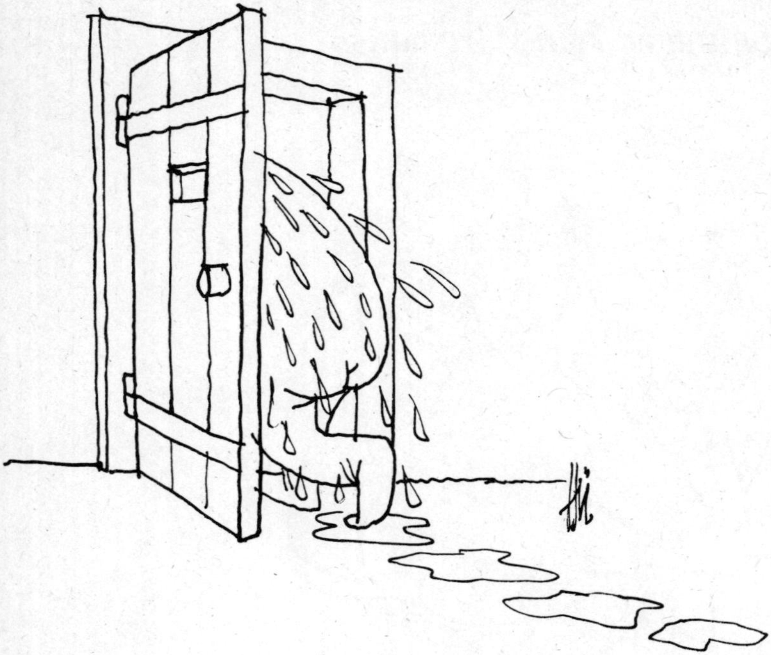

Niemals naß . . .

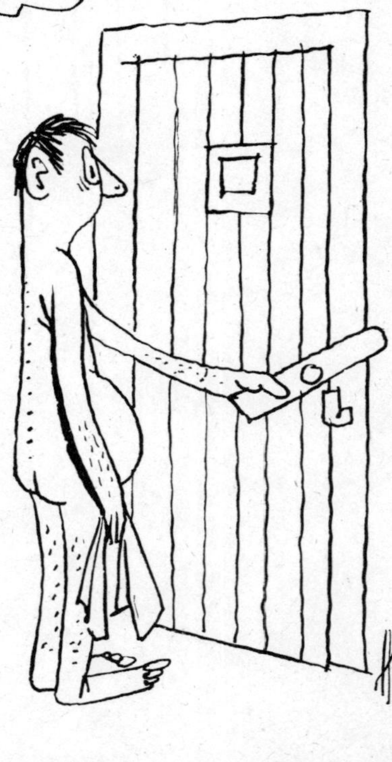

. . . nicht mit vollem Bauch

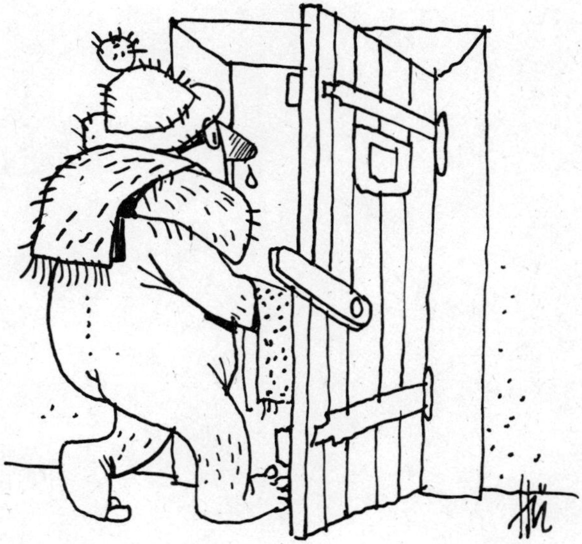

und schon gar nicht mit Erkältung in die Sauna.

Saunasochismus

Von Helmut Seitz

Nackt in engen Zellen sitzen,
aufgeheizt durch größte Hitzen,
und deswegen schwitzen, schwitzen,
daß es rinnt aus allen Ritzen:
Tät' man arme Hunde zwingen,
so was hinter sich zu bringen,
käme sicher alsbald schon
eine Tierschutz-Kommission.
Doch der Mensch ist nicht zu schützen –
kein Protest könnt' da was nützen,
denn der tut's aus freien Stücken,
ungezwungen, voll Entzücken,
und bezahlt für die Tortur.
Sauna? Masochismus pur –
und das auch noch jede Woch' . . .
aber schön,
aber schöön,
aber schööön
ist es doch!

Rinnen muß der Schweiß

Von Siegfried Sommer

Der ganz alte Stammgast hat es ausgerechnet. Daß er eigentlich schon dreimal total verdunstet sein müßte. Denn nach jahrzehntelangen Besuchen der griechisch-romanischen feuchten Hölle und einer jeweiligen Gewichtsabnahme von zwei Kilo könnten von ihm längst nur noch die Gummipantoffeln übrig sein. Jene Sandalen, die mancher Anfänger verächtlich beiseite schiebt, wenn er in die Grillerei geht. Um sich dann sofort auf den glühenden Bodenfliesen die Füße zu verbrennen wie Schneewittchens böse Schwiegermutter, als sie in die angeheizten eisernen Schnabelschuhe steigen mußte. Überhaupt sind die alten Profis unter den Transpirierenden mühelos zu erkennen. Da gibt es beispielsweise die Systemschwitzer. Die sitzen vorgebeugt auf ihren hölzernen Büßerstühlchen und zählen die einzelnen Tropfen, die leise platschend zu Boden fallen. Haargenau haben sie errechnet, daß 750 Schweißperlen auf ein Pfund gehen. Und sie sagen ihr Gewicht auch vorher aufs Gramm genau an, wenn sie den unerbittlichen stummen Kontrolleur, die große Personenwaage, besteigen.

Die zweite Kategorie sind die Spachtler. Die ihr feuchtes Fell pausenlos mit einer Kunststoffspachtel beschaben

wie brave Mütter die Küchenteig-Schüssel. Nach ihrer Theorie muß nämlich der nachdrängenden Feuchtigkeit das Verlassen der Poren möglichst leicht gemacht werden. Eine besondere Sorte bilden ferner die Kassen-Schwitzer. Das sind jene Gäste, die mit einem ärztlichen Rezept bezahlen, statt mit Bargeld. Und weil sie das Dampfbad auch noch meistens während der Arbeitszeit aufsuchen dürfen, sind diese Nässler fast immer besonders fröhlich. Wie übrigens fast allen Gästen das Mundwerk durch den erhöhten Blutdruck so fleißig geht, daß man bei ihnen mit Recht von »Dampfplauderern« spricht.
Zuerst also geht der Besucher des hochtemperierten Tempels in eine kleine wohlige Kabine, in der er sich seiner Textilien entledigt. Wenn er dann bloß mehr den dämmrigen Nachmittag am Leibe trägt, ist er eigentlich nur noch an den vier gräßlichen Impfnarben als Deutscher zu erkennen. Dann geht's auf die Waage. Ein besonders stabiles Modell, das meistens die wüstesten Beschimpfungen über sich ergehen lassen muß wie »Schwindel-Tachometer« oder »Glump vareckts«. Nicht selten wird die brave Gewichtsmaschine auch noch mit Fausthieben und gut gezielten Aufwärtshaken traktiert. Dann steigt der gewissenhafte Besucher mit den Hufen in einen kleinen Bottich und säubert seine treuen »Untermänner«, damit die anderen Kollegen nachher nicht glauben, sie hätten sich in ein Emmentaler-Bergwerk verirrt.

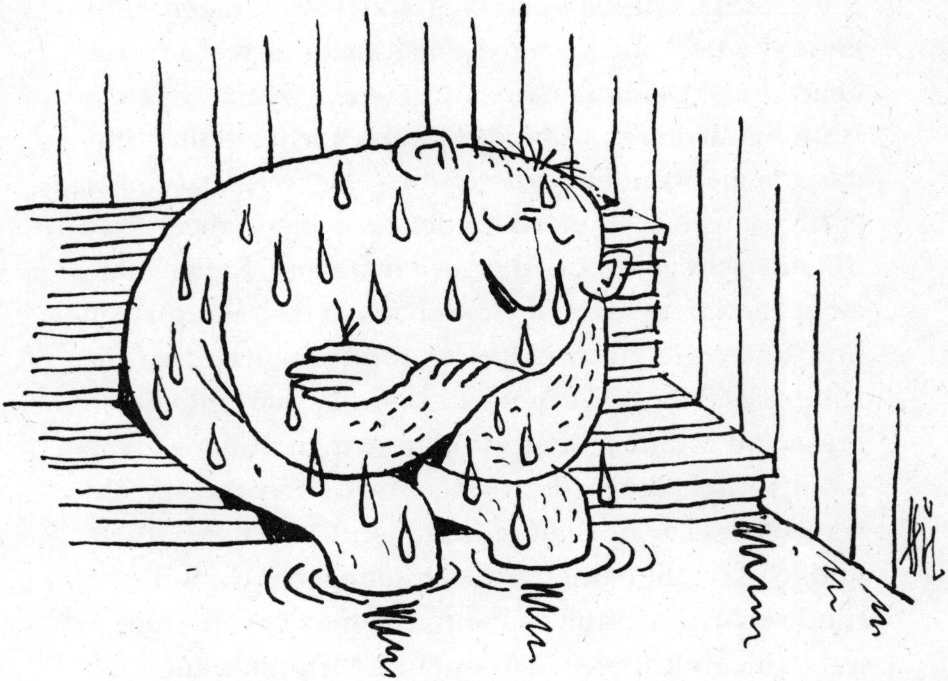

Der Mensch besteht zu 90 Prozent
aus Wasser.

Anschließend folgt die eigentliche Folterkabine. Sie wird von einer knarzenden alten Kerkertüre abgeschlossen, die in jedem Fernseh-Krimi die Hauptrolle spielen könnte. Drinnen zischt aus einer Düse glühend heißer Odem, wie aus dem Auspuffrohr von Beelzebubs Lieferwagen. An der Wand befinden sich außerdem noch Ruhesofas. Echte Marmor-Matratzen mit felsigen Kopfkissen. Auch auf diesen Fakir-Kanapees wälzen sich keuchende Delinquenten im eigenen Safte. Und der Abflußgully in der Mitte des Raumes schlürft die Rinnsale mit gierigem Eisenrüssel auf.
Nach fünfzehn Minuten ist jeder Besucher schließlich so durchweicht wie ein Allerseelenzopf im Kaffeehaferl einer Marktfrau. Jetzt gehts hinaus in den Hauptraum und unter die Wechseldusche. Und dann kommt die kalte Liesl. Eine Martermaschine, die den entblößten Freier mit zwanzig tiefgekühlten Armen umfängt. Von da aus rasch durch die »Klagenfurt«. Ein Bassin, das wahrscheinlich nur geschmolzenen Gletscher enthält. Endlich kommt dann der Elefantenweiher dran. Diese runde kolossale Wanne hat ihren Namen davon, weil sie fast immer mit älteren Sauriern und Mammuts angefüllt ist, die sich erst bei näherer Betrachtung als rüsselhaarige Bierdimpfl entpuppen.
Leider aber gibt es auch einige versteckte Dampfbad-Besucher, die selbst nach dieser Prozedur weder Gewicht noch Schweiß gelassen haben. Das sind diejenigen, die Angst haben, es könnte ein Tropfen Alkohol

darunter sein. Und diese Schlitzohren haben aber trotzdem ein Rezept gefunden, das ihnen das Gefühl der Schlankheit genauso vermittelt wie dem ausgepichten Sauna-Fakir. Die gehen nämlich einfach alle drei Monate zum Schneider und lassen sich die Knöpfe an ihren Hosen und Wämsern versetzen.

Meditationen

Von Ulrich Kaiser

Ein Mensch, der auf einer Holzbank sitzt und zuschaut, wie sich in den Falten seines Bauches beträchtliche Rinnsale bilden, befindet sich in einem Zustand innerer Ausgeglichenheit, die der Meditation nahekommt. Das stille Geräusch fallender Tropfen, die sich von Kinn und Nasenspitze lösen, unterbricht die Ruhe nicht, es verstärkt. Der Mensch denkt, daß er jetzt gleich eine Schöpfkelle Wasser über die Steine schütten wird – er stellt sich vor, wie der unsichtbare Dampf über ihn herfällt und eine lustvolle Pein erzeugt, wie ihm glühende Pfropfen in die Nasenlöcher fahren und von hier bis in die tiefsten Zipfel der Lunge rauschen. Deshalb beschließt der Mensch, noch ein bißchen mit dem Aufguß zu warten.

Der Mensch sitzt in einem Schwitzkasten, und jeder weiß, daß es sich hier um einen Begriff aus dem Sport der Ringkämpfer handelt, der eine mißliche Situation sehr treffend beschreibt: Es hat ihm einer den Arm um den Hals geschlungen und drückt nun langsam zu bis die Luft wegbleibt, die Augen herauszufallen drohen und der gesamte Schädel die Farbe reifer Tomaten annimmt. Der Mensch denkt, daß andere Menschen mit der Hitze nur Negatives verbreiten: Hölle, Fegefeuer, Sahara, Johanna von Orleans – heiliger Sankt Florian...

Der meditierende Mensch, der ganz fürchterlich schwitzt, ist mittlerweile über diesen Gedankengang noch mehr ins Schwitzen geraten, weil ihm eine Frage in den Sinn kommt, die ein ganzes Weltbild ins Wanken bringt: Wenn alle von dem schrecklichen Feuer in der Hölle reden, dann ist es doch nicht etwa so, daß es im so erstrebenswerten Himmel vielleicht gar saukalt ist? Dann wäre es ja besser, man würde...

Nein – so weit geht der Mensch auf seiner Holzbank nicht. Er kann sich allerdings überhaupt nicht vorstellen, daß ein frierendes Wesen, welches auf einem grönländischen Eisblock sitzt, zur Meditation neigt. Und während er weiter die sich in den Falten seines Bauches bildenden Bächlein betrachtet und interessiert beobachtet, wie die Pfützen überlaufen und die leicht salzige Flüssigkeit sich einen Weg über den Unterleib, die Schenkel, die Waden bis an die Füße sucht, vergleicht er sich mit Buddha, den ein gewiß nicht kleiner Teil der Menschheit so bewundert. Auf allen Ab- und Nachbildungen sieht Buddha immer sehr zufrieden aus. Wahrscheinlich, weil's ihm schön warm war. Es muß etwas dran sein, daß die großen Religionen dort entstanden, wo es nicht friert. Der finnische Dichter Emil Sillenpää formulierte: »Auf der Saunabank werden Gefühle und

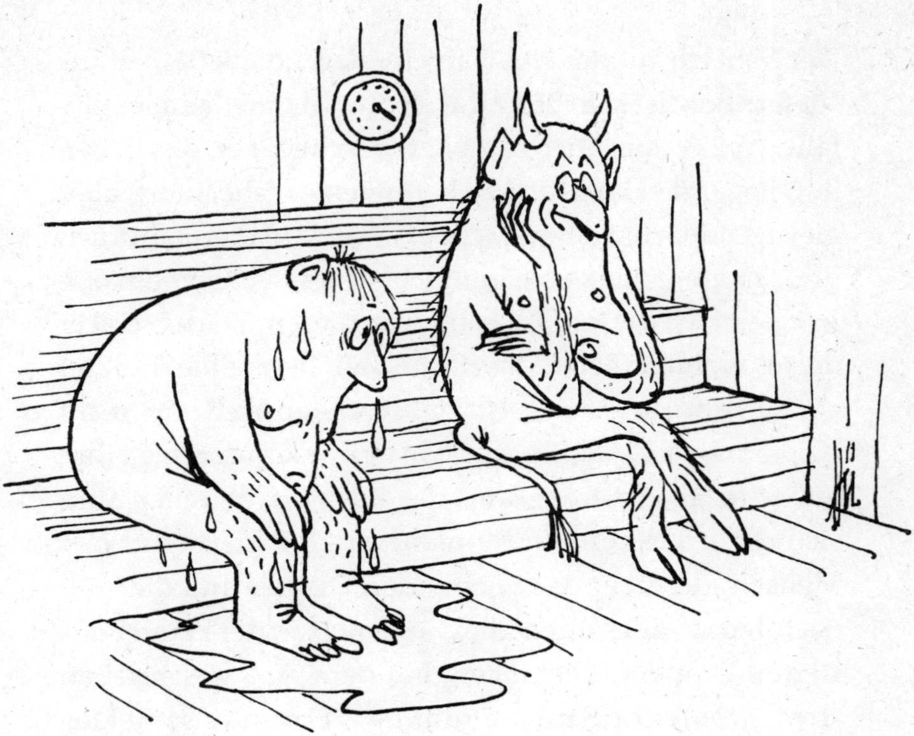

Was dem einen sein Leid,
ist dem andern sei Freud'.

Gedanken geboren, die an anderer Stelle unauffindbar sind!«

Der Mensch auf der Holzbank in dieser heißen Kiste aus Kiefernholz ist sehr stolz auf sich, weil ihm das alles einfällt. Weil er aber auch schwitzt, beschließt er, das neben ihm liegende Handtuch zu benutzen – nicht sofort, aber gleich. Zunächst einmal schaut er nur auf das Handtuch und überlegt, daß es eigentlich schade ist, seine nasse Aura einfach diesem Tuch anzuvertrauen. Warum soll er dieses wohlige Zeug, das da aus ihm herausfließt, denn einfach forttun – das ist selbstverständlich ein recht blödsinniger Gedanke, auf den er nur kommt, weil ihm die winzige Anstrengung, das Tuch zu ergreifen und sich abzutrocknen, im Moment zu groß erscheint. Der Mensch, der über das Leben, den Dichter und die Welt nachdenkt, läßt seinen Blick auf einen an der Wand befestigten Pappendeckel fallen, auf dem groß geschrieben steht: »Deutsche Sauna-Ordnung«. Darunter steht kleiner: »Lärmen, Singen, Pfeifen, Betrieb von Rundfunkgeräten und das Mitbringen von Hunden ist verboten!«

Daraufhin schließt der Mensch die Augen und sieht nun etwas gequält aus – aber vielleicht ist es ihm auch nur zu heiß und die glühenden Pfropfen in den Nasenlöchern schmerzen, obgleich er seinen Aufguß auf die heißen Steine noch immer vor sich her schiebt. Er stöhnt leise und lustvoll – das Wohlbehagen weicht langsam einer freiwillig auferlegten Qual: So ungefähr müssen sich Marathonläufer vorkommen, wenn sie unterwegs in Versuchung geraten, aufzugeben. »Es wird höchste Zeit, daß du aus der Kiste wieder herauskommst – es zwingt Dich doch niemand!«

In einem nur Sekundenbruchteile währenden Energieanfall steigt der Mensch plötzlich von seiner Holzbank, schöpft die Kelle voller Wasser und schüttet es über die Steine, wo es verzischt. Zwei oder drei Augenblicke lang steht er da – dann fällt der Dampf über ihn her. Er brummt, daß das keine Sau aushält und reißt die Tür auf. Er rennt hinaus in den Schnee mit einem tiefen Seufzer, und beschließt, nachher noch einmal einen Gang zu wagen.

Der schönste Grund

Von Helmut Seitz

Fast jeder sagt: Es sei gesund –
er tät's primär aus diesem Grund.
Man fühle sich wie neugeboren,
hätt' man per Schweiß auch Dreck verloren.
Den Kreislauf bringe es in Schwung
und halte Leib und Seele jung.
Und außerdem sei's herzbewegend
sowie auch sonst gefäßanregend.
Das alles mag ganz sicher stimmen,
nur: Manche, die sich hitzig trimmen,
verschweigen doch den schönsten Grund
für ihren heißen Wasser-Schwund,
weil: Sind drei Liter weggelaufen –
mein lieber Mann, dann kann man saufen!
Dann zischt man rein wie nicht gescheit:
Jetzt fehlt ja sooo viel Flüssigkeit!

Der Kongreß dampft

Von Herbert Schneider

Alles was recht ist, aber das war wohl die seltsamste Festversammlung eines Altertumsvereins, an der ich je teilgenommen habe, und wenn meine züchtige Schwiegermutter gewußt hätte, was dort vor sich geht, würde sie mir bestimmt verboten haben, dort hinzugehen! Warum, so fragte ich mich später, habe ich eigentlich meinen schwarzen Anzug, die schöne silbergraue Krawatte, die hochglanzpolierten Lackschuhe und die goldenen Manschettenknöpfe angelegt? Doch nicht deshalb, um sie sofort beim Eintreffen am Tagungsort wieder ausziehen zu müssen!
Ja, Merkwürdiges ist am Samstag in der Straße der Mathilde geschehen. Schon von weitem sah ich die Geladenen von allen Seiten heranströmen und strömte, in Erwartung eines erlesenen Büfetts, freudig mit, ohne weiter auf die Örtlichkeit zu achten. Ich trat, wie alle andern, durch eine Pforte, doch kaum war ich drin, drückte man mir statt eines Sektglases ein Handtuch in die Hand und wies mich in den Keller hinab, der mit Spinden möbliert war wie eine Turnvereinsgarderobe. Oh Schreck in der Abendstunde: die meisten der Herren standen bereits in Unterhosen da und schickten sich ungeniert an, auch diese noch abzustreifen. Gottlob waren

keine Damen da, denn die hätten bei diesem Anblick bestimmt lauter geschrien als beim Aufmarsch einer ganzen Mäuse-Brigade; falls sie nicht vorgezogen hätten, in Ohnmacht zu fallen.
Das kann unmöglich die Festversammlung des Altertumsvereins sein, sagte ich mir, oder etwa doch? Vorsichtig arbeitete ich mich durch lauter Nackedeis, teils Schmerbäuche, teils spindeldürre Gestalten, an die Eingangspforte zurück. »Aha, Sie sind Kenner und wollen noch ein zweites Handtuch«, fing mich dort ein resoluter Adam ab und drückte mir einen weiteren Frottierlappen in die Hand. Da merkte ich, daß Widerstand zwecklos war, und begann, auf das Schlimmste gefaßt, meinen Feststaat abzulegen, bis ich am Ende so nackt dastand wie ein gepfändeter Armenhäusler.
Ich glaubte inzwischen erkannt zu haben, daß ich in einer Art von Bad war. Die Nackten, meist im Mittelalter stehend, sprachen in allen möglichen deutschen Dialekten mitsammen, doch keiner erwähnte irgend etwas vom Altertum oder von seinen Altertümern. Sie begutachteten vielmehr die Einrichtung und sagten, daß sie sich nun »aufs Aufheizen« freuten. Schon meinte ich, es gäbe vielleicht doch noch geistige Getränke, als man uns in einen Duschraum wies. Wenn du schon auf der falschen Hochzeit tanzt, so kannst du doch wenigstens kostenlos baden, dachte ich, und zum erstenmal kam wieder etwas Sonne in mein Herz. Dunkel ahnte ich, daß ich in einer Sauna sein müßte – und so war es auch.

Alsbald trat alles in die holzgetäfelte Vorhölle Luzifers ein und ließ sich Lende an Lende auf den Bänken nieder, die ringsherum wie Theaterränge in die Höhe stiegen. Ein gemauerter Ofen spuckte unerbittlich Hitze aus seinem Rachen. Mindestens 90 Grad, sagte mein Nachbar voll Genugtuung. Manchmal goß einer mit einem Schöpflöffel Wasser aus einem Holzzuber in die Ofennische, und dann zischte es auf, als wäre Teufels Großmutter die Luft ausgegangen. Darauf wirbelte er sein Handtuch herum, um die heiße Luft auf alle Etagen gleichmäßig zu verteilen.

»Sind Sie zufällig beim Altertumsverein?« fragte ich nun, wild entschlossen zu erfahren, bei welcher Art von Leuten ich mich eigentlich befände, meinen Obermann, der wie ein Haferl Butterschmalz in der Augustsonne auf mich herabtröpfelte. »Noi«, entgegnete er, »Sie send gut, säh ich so aus?« Nun brach auch mir der Schweiß in Strömen aus, und ich wendete mich an meinen Nachbarn zur Linken, der ebenfalls unentwegt Substanz verlor: »Warum hat man eigentlich keinen Eintritt verlangt?« Er schaute mich befremdet an. »Weil das eine Tagung innerhalb des Kongresses ist, und alle Veranstaltungen des Kongresses sind für die Teilnehmer kostenlos. Haben Sie denn das nicht gewußt?« – »Entschuldigen Sie, ich habe es in der Hitze vergessen«, murmelte ich.

Immer mehr Tagungsteilnehmer hatten sich inzwischen in dem trockenheißen Schwitzkasten versammelt. Er

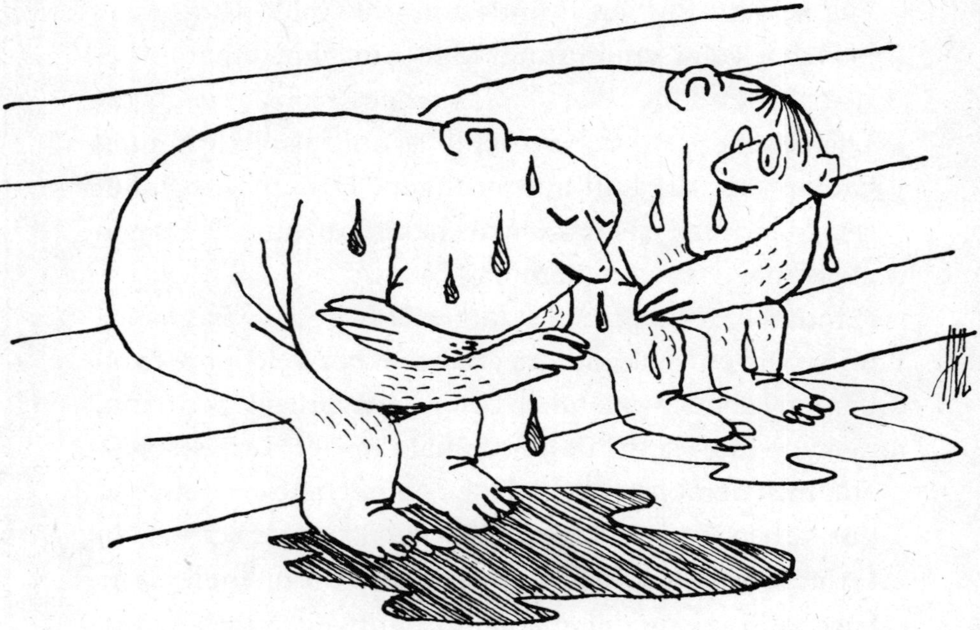

»Dunkel-Trinker – was?«

war nun bereits so überfüllt wie eine frisch verpackte Ölsardinenbüchse, und der Kongreß dampfte aus allen Rohren und Poren. Ein Mann aus der obersten Bankreihe erbat das Wort, offenbar der Saunabesitzer, begrüßte die Kongreßteilnehmer und erläuterte ihnen die letzten Feinheiten des Schwitzens und Abkühlens, worauf eine lebhafte Diskussion einsetzte, an der ich mich aus naheliegenden Gründen nicht beteiligte. Doch hörte ich die Ausführungen mit großem Gewinn an und entschlackte mich unentwegt weiter, bis es mich hinaustrieb in den Frischluftraum, wo mich ein liebenswürdiger alter Herr, dem Aussehen nach ein Obermedizinalrat oder Professor, mit einem Schlauch kameradschaftlich und kalt abspritzte. Ich vergalt es ihm mit Gleichem. Mir wurde nun immer wohler und wohler zu Mute und zu Leibe. Selten ein Schaden, wo kein Nutzen dabei ist, dachte ich, und grämte mich nicht mehr länger, die Festversammlung des Altertumsvereins verfehlt zu haben. Mit zunehmender Lust stellte ich meine Füße in ein Wanndl warmes Wasser, tauchte ins Kaltwasserbad ein, schwitzte dann erneut das Gift des täglichen Lebens heraus und hüpfte endlich frisch und wohlgelaunt wie ein Zeisig bei Sonnenaufgang auf die Waage, die mir den Verlust von zwei Pfund anzeigte. Ich trauerte ihnen nicht im geringsten nach, schlief vielmehr eine halbe Stunde in einem behaglichen Korbstuhl und entfernte mich dann hochgemut und mit einem reinen Gefühl, wie es Schulkinder nach der Beichte haben. Die Handtücher gab ich dem freundlichen Nudisten an der Pforte zurück, worauf er sich von mir mit den Worten »bis auf morgen« verabschiedete.

Am Montag las ich in der Zeitung, daß ich an einer Tagung des Internationalen Sauna-Kongresses teilgenommen hatte. Die Festversammlung des Altertumsvereins ist erst am nächsten Samstag eine Straße weiter. Ich war einer Verwechslung zum Opfer gefallen. Obwohl der Vorsitzende des Altertumsvereins für meinen Fehler nichts kann, konnte ich es nicht unterlassen, ihm wie folgt zu schreiben: »Habe an Ihrer Veranstaltung bereits am vergangenen Samstag mit größtem Erfolg und beträchtlichem Gewichtsverlust teilgenommen.« Dem fügte ich noch einen Vers bei, der als Huldigung an die Sauna gedacht ist, den Empfänger aber noch mehr verwirren wird: »Man konnts nicht nur im Altertum, man kanns in jedem Alter tun!«

Aber ganz recht geschiehts ihm! Warum hält er seine Versammlungen nicht dann, wenn man hingeht!

Weisheiten

Von Helmut Seitz

Das Wort Sauna kommt nicht von Sau. Auch wenn sich manche Menschen dort so benehmen.

Leider ist nicht jeder nackte Mann ein Saunadonis.

Da saunt der Laie – und der Fachmann wundert sich.

Im Schweiße deines Angesichts
sollst du kein Brot essen.
(Frei nach Gottvater)

Von der Stirne heiß rinnen muß der Schweiß. Aber auch am Bauch und Po und auch sonst noch anderswo.
(Frei nach Schiller)

Hier ist Fülle – ohne Hülle.

Seift nur hinein ins volle Menschenleben!

Der Vetter endlich, schweißerhitzt, genießt, was er sich heiß erschwitzt.

Das heißeste Heiß Ihres Lebens!

Hier schwitzt die Heißsoßaiety.

Wenn Du in die Sauna gehst –
vergiß das Handtuch nicht.
(Frei nach Nietzsche)

Kontrastprogramm

Von Ulrich Kaiser

Auf einmal sagte die Gefährtin des Hauses: »Wir sollten die Sauna anmachen – es herbstelt, und sicherlich geht ein böser Grippevirus um!«

Ich sage: »Ich habe keine Lust. Wenn einer gesund lebt wie ich, braucht er vor dem Virus auch keine Angst zu haben!«

Die Gefährtin: »Haha – du und gesund leben! Wieviel Zigaretten waren es denn heute? Außerdem hast du vorhin gesagt, du hättest nasse Füße!«

Ich: »Ich habe die Socken gewechselt und fühle mich pudelwohl. Aber ich habe keine Lust für die Sauna!«

Die Gefährtin: »Man soll aber auch in die Sauna gehen, wenn man sich wohl fühlt. Weil man sich dann nämlich noch wohler fühlt!«

Ich: »Der Grad meines Wohlbefindens ist gerade so, daß ich es noch aushalte. Wenn ich mich noch wohler fühlen würde, wäre es nicht mehr zum aushalten!«

Die Gefährtin: »Das ist ja wohl eine völlig bescheuerte Logik, wie ich sie in meinem ganzen Leben noch nicht gehört habe – wohler als wohl kann man sich gar nicht fühlen!«

Ich: »Siehst du – warum soll ich also in die Sauna gehen, wo ich mich doch schon so wohl fühle. Außerdem kommt im Fernsehen jetzt gleich Fußball!«

Die Gefährtin: »Dann sag doch gleich, daß du Fußball sehen willst! Den ganzen Abend wieder vor der Glotze! Dabei würde es dir guttun, wenn du in die Sauna gehen würdest, um einmal den ganzen Dreck auszuschwitzen!«

Ich: »Ich habe keinen Dreck zum Ausschwitzen in mir und fühle mich wohl und möchte Fußball sehen – Himmeldonnerwetternocheinmal!«

Die Gefährtin: »Da sieht man doch, wie nervös du bist! Jedermann weiß, daß die Sauna außerordentlich beruhigend wirkt – man ist nachher ein völlig anderer Mensch!«

Ich: »Ich will aber gar kein anderer Mensch sein und ich muß auch nicht beruhigt werden, weil ich nämlich die Ruhe selbst bin. Ich werde mich vor den Fernseher setzen, Fußball gucken und einen Rotwein trinken!«

Die Gefährtin: »Du und ruhig?! Daß ich nicht lache – haha! Warum trommelst du denn so nervös mit den Fingern? Ich kenne dich lange genug und sehe, daß du nervös bist. Hast du einen Ärger gehabt den Tag über?«

Ich: »Ich habe einen arbeitsreichen, aber erfolgreichen Tag hinter mir und nicht den geringsten Ärger. Und jetzt möchte ich nicht in die Sauna, sondern vor dem Fernseher in aller Ruhe . . .«

Die Gefährtin: »Es würde dir aber sicherlich guttun – du wirkst danach immer so entspannt – du hast nach der Sauna so gut wie keine Falten im Gesicht und siehst mindestens zehn Jahre jünger aus!«

Ich: »Dann würde ich dir raten, ganz schnell in die Sauna zu gehen – mindestens zwei oder drei Gänge!«

Die Gefährtin: »Wie meinst du das?«

Ich: »Ich will nur sagen, daß du ja ruhig in die Sauna gehen kannst, aber ich habe keine Lust. Und was meine Falten anbetrifft – ich habe jede einzelne in meinem Leben teuer erkauft und empfinde Stolz darüber. Kürzlich hat mir jemand gesagt, es würde mir ein interessantes Äußeres verleihen!«

Die Gefährtin: »Wer das war, kann ich mir denken – das ist die Frau von Spekwitz von gegenüber. Die findet dich ja schon länger interessant. Vor ein paar Tagen hat sie gefragt, ob sie nicht auch einmal unsere Sauna benutzen kann!«

Ich: »Die Dame hat eben Geschmack! Wann kommt sie denn einmal vorbei?«

Die Gefährtin: »Nur über meine Leiche! Ich habe ihr gesagt, daß unsere Sauna kaputt ist!«

Ich: »Aber wenn die Sauna kaputt ist, können wir ja gar nicht hineingehen. Was soll also die ganze Streiterei?!«

Die Gefährtin: »Aber sie ist ja nicht kaputt – ich habe das nur so gesagt, damit sie nicht auf die Idee kommt und eines Tages tatsächlich vor der Tür steht. Fremde Menschen kommen mir nicht in die Sauna wegen der Ansteckung!«

Ich: »Ist Frau von Spekwitz denn krank? Ich habe sie vorhin gesehen, und da sah sie noch ganz gesund aus!«

Meine Gefährtin: »Nein – aber sie könnte ja etwas haben, was man nicht sieht!«

Ich: »Das ist mir auch ziemlich egal. Ich will jetzt endlich Fußball sehen!«

Die Gefährtin: »Das bedeutet also, daß du wirklich nicht mit in die Sauna gehst? Ich habe aber verschiedenes mit dir zu besprechen und dort hätten wir Ruhe!«

Ich: »Du sagst es! In Finnland sagen sie, daß die Kirche und die Sauna Orte der Ruhe sind! Ich habe nicht die

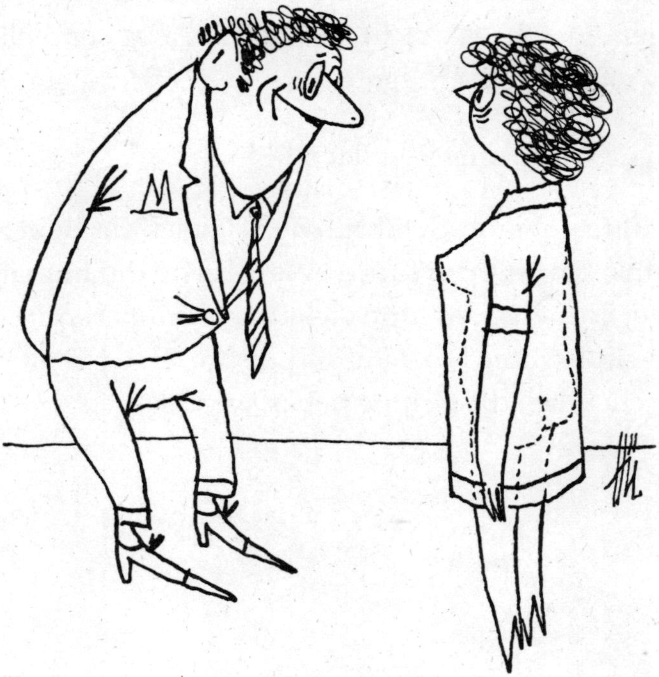

»Ich glaub' wir kennen uns aus der Sauna ...«

geringste Lust, in der Sauna irgendwelche Probleme zu besprechen! Das nächste Mal willst du mit mir in die Kirche, um die neue Waschmaschine zu besprechen!«

Die Gefährtin: »Erstens gehst du nur an Heiligabend in die Kirche und zweitens weichst du mir aus. Ich habe ja nur gefragt, ob wir nicht in die Sauna gehen sollten. Und wenn du nicht mitgehst, gehe ich eben alleine!«

Ich: »Lasse dir ruhig Zeit dabei!«

Daraufhin geht die Gefährtin des Hauses aus dem Zimmer und schließt die Tür in einer Weise, die mit einem Ort der Ruhe überhaupt nicht zu vereinbaren ist. Ich spüre ein leichtes Frösteln und denke, daß ich morgen wahrscheinlich die Grippe haben werde.

Gemischte Sauna

Von Siegfried Sommer

Es gab einmal eine Zeit, wo der winzige Spaziergänger mit den ebenso lächerlichen Schneewittchen aus den nahen Zinskasernen nackert am grünen Strand der Isar zusammen mit Wind, Sand und Steinen spielte. Und wenn die wurlende Buzlware abends dann von ihren Tanten und Großmüttern wieder angezogen wurde, stellte Blasius schließlich erstaunt von seinen Spielkameraden fest: »Ja, du bist ja a Madl!« Er hatte den kleinen Unterschied zwischen ihnen nämlich erst dann bemerkt als dem anderen Nackedei ein Röckerl angezogen wurde.

Daran mußte der Spaziergänger lächelnd denken, als er eine der Gemeinschaftssaunas betrat, welche die Justizherren ein bißchen räuspernd und brillenputzend schließlich auch in unserer Stadt duldeten. Nun, gleich neben dem Eingang lag etwas auf einer Ruhepritsche, das den Blutdruck von Blasius keineswegs anhob. Es war ein weiblicher Riesenwecken, der langsam, bleich und zäh über den Holzrost herunterquoll, wie das verpfuschte Gesellenstück eines Bäckers. Nun, so mußte der Spaziergänger denken, wenn da einem normalen Mannsbild das Handtuch, das er vielleicht verschämt um die eigenen Hüften geschlungen hatte, herunterfiel, so blieb das ganz bestimmt nirgends hängen. Im Innern des eigentlichen Grillraumes traf er dann fünf recht interessante Figuren an. Blasius muß dabei vorausschicken, daß für ihn nackte Leute fast immer so unerotisch sind wie eine Fuhre Blumenkohl. Jedoch können sie zweifellos interessant sein. Da kauerte beispielsweise ein bekannter Jockey auf der obersten Bank. Er hatte Schenkel, die waren so dünn und gebogen, wie die Klammern einer mathematischen Gleichung von Albert Einstein. Und seine Rippenpartie erinnerte eindringlich irgendwie an jenen Schellenbaum, der bei einer Militärkapelle immer vorangetragen wird. Sicher könnte man etwas sehr hübsches auf dem Torso dieses Rennbuben spielen. Vielleicht etwas von Leoncavallo. Daneben dünstete eine stämmige, mannschaftsdienende Walküre aus dem Alpenvorland vor sich hin. Schön gemütlich ausgedehnt wie ein Fußballplatz der Landesliga C. Und ihr Strafraum war auch überall stark abgetreten. Wahrscheinlich wurden halt schon einmal recht viele Elfmeter darauf geschossen. Doch der Spaziergänger hätte auf ihm gewiß einen Freistoß verstolpert.

Dann war da noch eine mollige blonde Barfrau, die ruhelos hin und her ging und dabei schwer mit ihren Liegenschaften haderte. Während sie ihre hintere Partie, die sichtlich stark zur »Mattenflucht« neigte, ständig mit kleinen Ohrfeigen bedachte, nörgelte sie im schönsten Schwäbisch dazu: »Ja, was moinsch denn du, wer

ons zwoi in zwoi Joar no aagugge will, wenn mir so weidermachad.« Und ihre vorderen noch recht strammen Kameraden nickten zu dieser Selbstkritik bei jedem Schritt energisch dazu.
Der vierte »Schmorbraten« war ein alter Bierdimpfl, der – wie er selbst gestand – für den abendlichen Dämmerschoppen jeden Tag auf Vorrat schwitzte. Dazu zählte er die mit leisem Platschen auf den Fußboden fallenden Perlen. Denn er hatte ausgerechnet, daß tausend glitzernde Kügelchen ein halbes Bier ausmachen. Danach bemißt er dann das Quantum Gerstensüpplein, das ihm abends zusteht. Der fünfte im Bunde war schließlich eine ausgesprochene Frohnatur. Er trug sein pralles Bäuchlein kichernd vor sich her wie ein Hochzeitsgeschenk. Dabei erklärte er der blonden Martini-Lady ohne Aufforderung: »Wissen's Fräulein, bis zum Aug'nblick der Wahrheit kon i mei Wamperl imma no einziag'n. Und wenns dann mei Auserwählte amoi siegt, dann is ja sowieso scho z'schpät."
Etwas später ging dann die Türe zu Beelzebubs Vorzimmer erneut auf und herein kam ein unwahrscheinlich schöner Bubi. Er schwänzelte mit seinem Heckteil wie der zweite Anhänger der Straßenbahnlinie 25. Dem Spaziergänger schien er hinreichend verdächtig. Blasius hatte nämlich das Gefühl, daß er einer von jener Sorte Jüngling war, die sich beim »Wisi-Wisi« verschämt hinsetzen. Und danach kam einer angetanzt, der hatte gleich gar ein kleines Bikini-Höschen an. Alle Anwesen-

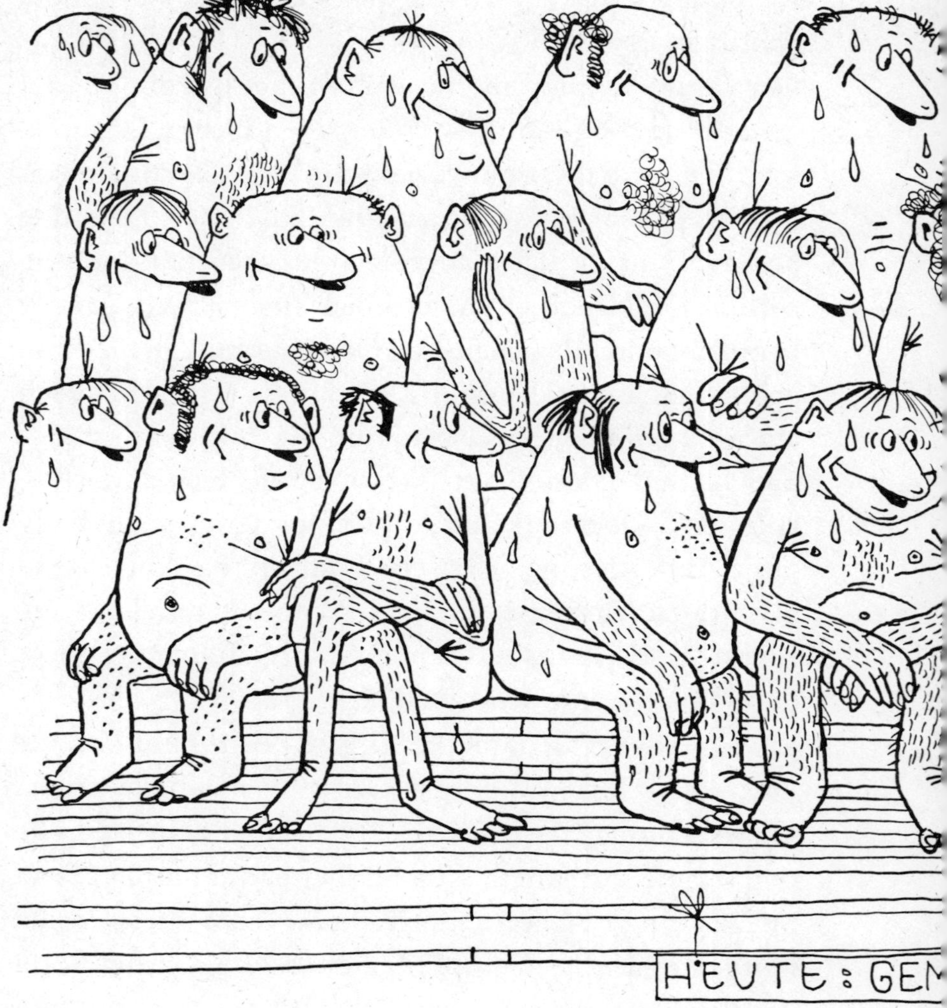
HEUTE: GEM

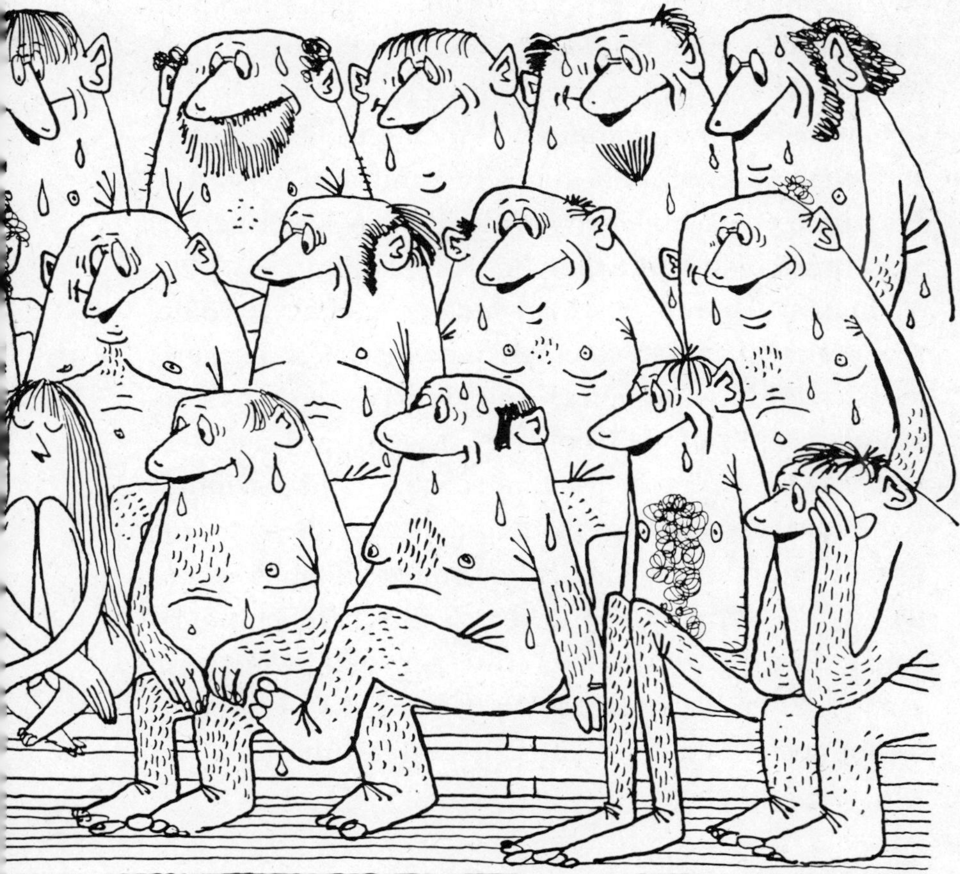
HAFTSSAUNA

den schauten sich entrüstet an. Denn so ein Keuschheitsfutteral in einer Gemeinschaftssauna wirkt doch etwa genauso deplaciert, wie wenn sich einer in einem Friseur-Salon beim Haareschneiden die Hose herunterlassen würde. Aber so dachten wohl fast alle von den versammelten Transpirierern. Womöglich befürchtete der seltsame Gast, daß ihm sein Amüsier-Quasterl in der Sauna wegschmelzen würde. So wie ein Eiszapferl beim Brunnenbuberl, wenn der Föhn kommt.

Wenn man aber nun abschließend Blasius fragen wollte, ob es sehr reizvoll in so einer Gemeinschafts-Selcherei sei, so würde er sicherlich mit den Worten eines berühmten Dampfbad-Genossen sagen: »Mitnichten, Schweiß ist halt eine Männersache.« Und bestimmt glaubt der Spaziergänger sagen zu können: Besonderen Appetit kann man sich in einem solchen Etablissement als Otto Normalverbraucher wahrscheinlich nicht holen. Denn das ist halt etwa genauso, wie wenn jemand zum Weißwurstessen geht. Und er besucht vorher noch rasch den städtischen Schlachthof.

Nachbarschaft

Von Ulrich Kaiser

»Heute abend kommen die Schimmelfennings herüber«, sagte meine Lebensgefährtin leichthin – und zwar so leichthin, daß es schon wieder auffiel.

Ich sagte: »Ach so!«

Natürlich habe ich nichts gegen Schimmelfennings, die sich als ordentliche Nachbarn erwiesen haben – wir reden über den Gartenzaun über die Zuchterfolge unserer Tomaten und Rosen, sie versorgen meine Katzen, wenn wir verreist sind, und ich gebe ihnen etwas vom Ertrag meiner drei Obstbäume ab, wenn ich nicht mehr weiß, wohin mit dem Zeug. Wirklich sehr nette Nachbarn, diese Schimmelfennings.

Ich sagte also »Ach so« und schritt fürbaß, als mich der Gedanke wie ein Blitzschlag traf: »Sagtest du, daß die Schimmelfennings heute abend kommen?« Besagte Lebensgefährtin meinte immer noch leichthin lächelnd: »Ja!«

»Warum denn ausgerechnet heute?« maulte ich, »du weißt genau, daß heute Mittwoch ist und am Mittwoch gehe ich in die Sauna und sehe nicht ein, warum ich darauf verzichten soll, nur weil die gnädige Frau beliebt, Gäste einzuladen. Sage den Schimmelfennings, sie sollen morgen kommen – ich muß arbeiten!«

Sie: »Warum mußt du arbeiten, wenn du in die Sauna willst. Du kannst ruhig in die Sauna gehen. Schimmelfennings sind außerordentlich nette Leute und sie äußerten den Wunsch, auch einmal in die Sauna zu gehen und da habe ich sie für heute eingeladen!«

Ich: »In die Sauna?«

Sie: »Ja!«

Ich: »Mit uns zusammen?«

Sie: »Warum nicht?«

Ich schwieg.

Obgleich ich bereits darauf hingewiesen habe, sollte ich noch einmal erklären, daß Schimmelfennings sehr nette Nachbarn sind. Aber mit denen in die Sauna? Es ist nun einmal so, daß als besonderes Charakteristikum der Sauna die Nacktheit zu gelten hat. Kein Mensch, und schon gar nicht so ein aufgeklärter und toleranter Mensch wie ich hat etwas gegen die absolute Blöße einzuwenden, aber doch nicht bei mir! Beispielsweise hätte ich nicht das geringste dagegen einzuwenden, wenn Frau Schimmelfenning so, wie Gott sie geschaffen hat, im Garten lustwandelt – sie würde mit Sicherheit einen Anblick bieten, der dem Auge wohltut. Aber doch nicht bei mir im Keller – dort wo ich den Schwitzkasten hab' hinbauen lassen!

Meine Lebensgefährtin sagte: »Sie kommen gegen halb acht!«

Im Bad erwischte ich mich dabei, wie ich die Haare leicht nach vorne kämmte, um meine hohe Stirn etwas zu verkleinern. Dann stellte ich mich seitlich vor den Spiegel und drückte den Brustkasten heraus – selbstverständlich unter gleichzeitiger Einziehung jenes Rumpfteils, der sich unter dem Brustkasten befindet. Das hätte nicht schlecht ausgesehen, wenn da nicht die etwas feiste Nierenpartie geblieben wäre. Ich gebe zähneknirschend zu, mehr zu den athletischen Typen zu gehören – kürzer: Ich leide unter einem verhängnisvollen Hang zur Fettleibigkeit. Übrigens ist Herr Schimmelfenning einer von jenen aufreizend schlanken Kerlen, von denen ich immer sage, sie würden einen Bandwurm haben. Der zehrt. Ich spürte langsam eine kleine Panik emporsteigen.

Oder kann mir vielleicht einmal einer erklären, wie man Leute begrüßt, die einem in die Sauna rücken? Soll ich vielleicht splitterfasernackt aufmachen, wenn sie klingeln, und die gnädige Frau mit einem Handkuß willkommen heißen? Wird der Herr Schimmelfenning wohl

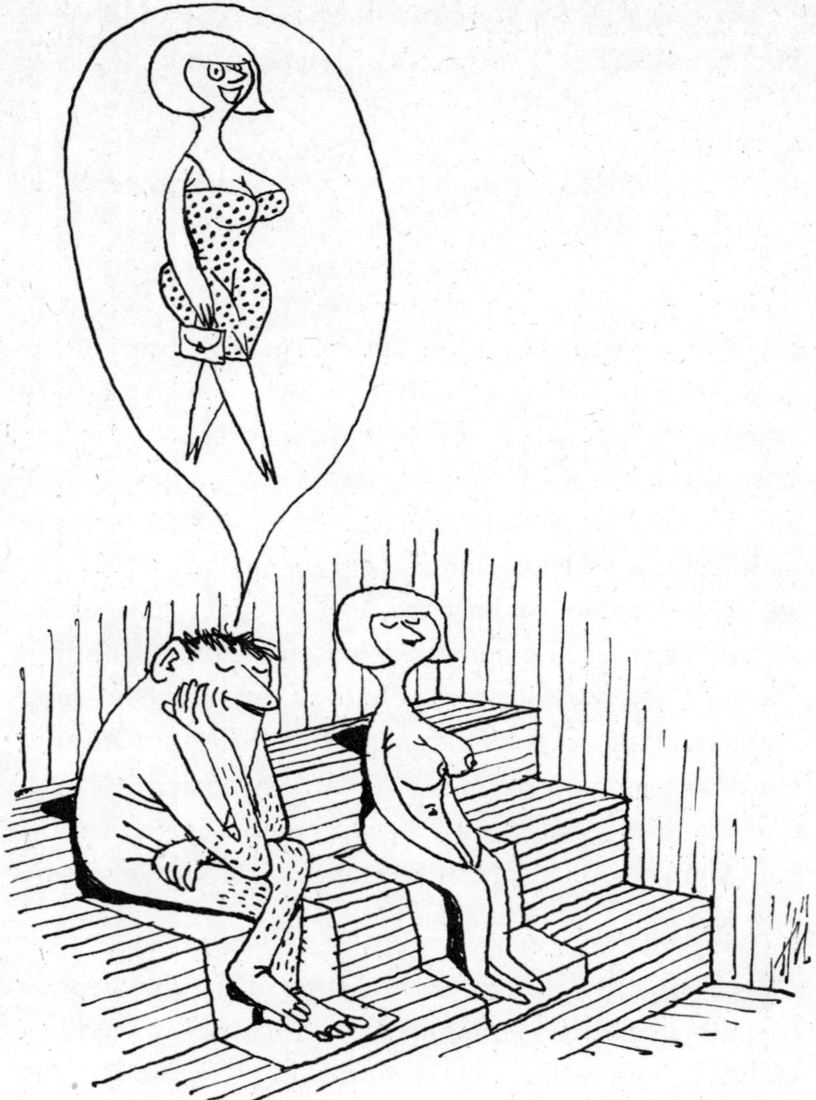

sauer, wenn ich einen Moment lang meinen Blick schweifen lasse? Werden die beiden womöglich einen Blumenstrauß mitbringen? Oder ein Büschel Birkenreisig, mit dem wir uns dann zwecks der besseren Durchblutung gegenseitig durchpeitschen? Und erst die anderen Nachbarn: Spätestens in drei Tagen wird alle Welt davon reden, in meiner Sauna finden Orgien statt!

Die mehrfach erwähnte Lebensgefährtin, der ich meine Besorgnis mitteilte, fragte kühl, ob ich noch alle Tassen im Schrank hätte: »Was ist denn schon dabei? In den Ferien hast du stundenlang am schattigen Strand gelegen und geschlafen – kein Mensch hat sich drum gekümmert!«

Ich empört: »Aber ich bin auf dem Bauch gelegen!«

Sie: »Na und?!«

Ich probierte unterdessen vor dem Spiegel ein »Es-ist-ja-alles-ganz-normal-Gesicht« und studierte unter Zuhilfenahme eines Handtuches einige Positionen ein, die meine Blöße nicht ganz so bloß erscheinen ließen.

Der Begrüßung des Paares Schimmelfenning ging ich aus dem Wege, indem ich bereits um zwanzig-nach-Sieben in der Sauna verschwand. Ich erwachte aus einem kleinen Schlummer, als die anderen Anwesenden in ein interessantes Gespräch über die Zubereitung eines

Schweinebratens verwickelt waren, in dem Frau Schimmelfenning sehr originelle Theorien zur Erzielung einer besonders knusperigen Kruste äußerte. Als die im wahrsten Sinne des Wortes hitzige Diskussion auf den Unterschied zwischen bayerischen Knödln und preußischen Klößen zu sprechen kam, beteiligte ich mich im Hinblick auf die Erzielung einer würzigen Soße. Schimmelfennings haben uns dann noch für nächsten Freitag zu einem solchen Schweinebraten eingeladen und sind wieder gegangen.

Ich sagte zu meiner Lebensgefährtin: »Ich weiß gar nicht, was du immer hast – es sind doch wirklich sehr nette Nachbarn!«

Je bräuner, desto feuner

Von Helmut Seitz

»Kleider machen Leute« – wenn dieses Sprüchlein stimmen würde, dann wäre der Mensch nirgendwo sonst so wenig ein Leut wie in der Sauna. Denn nackt, wie Gott ihn schuf, hockt er dort unter seinesgleichen. Und da ja auch schon Erich Kästner meinte, der nackte Mensch kenne keine Klassenfrage, so könnte man wohl annehmen, mindestens bei diesem geselligen Schweißtreiben sei wenigstens ein Ideal der französischen Revolution perfekt verwirklicht. Zwar nicht unbedingt die liberté und die fraternité. Aber doch immerhin das Prinzip der egalité. Oder?

Ja von wegen! Wo sonst nichts mehr geht, da trägt der Mensch eben die Haut zu Markte, um seinen sozialen Status zu zeigen. Und dies gelingt ihm hier durch seine Pigment-Tönung. Motto: Je bräuner, desto feuner.

Einwand: Mindestens zur Sommerszeit heißt das doch noch gar nichts. Wer da mit einer Siouxhaut glänzt, der muß sich diesen Bronzeton ja keineswegs durch einen kostspieligen Urlaub auf den Bahamas erworben haben. Und auch nicht auf einem Segeltörn durch die Ägäis. Sondern dieser Solar-Effekt könnte ja durch fleißiges Braten und Wenden unter Zugabe von Tiroler Nußöl auch nur hausgemacht sein. Sei es auf einem

Sozialwohnungsbalkon in Hintergiesing oder auch im Hochwasserbett der Isar. Aber ein erfahrener Saunist läßt sich da nicht so leicht täuschen. Der hat einen geübten Blick für die feinen Unterschiede einer Bronzierung, wie sie etwa in Äquatornähe sowie durch Salzluft und Meerwasser heranreift. Und andererseits jenen Solarverbrennungen zweiten Grades, wie man sie sich auch in unseren Breiten zuziehen kann, wenn's gelegentlich mal heiß hergeht.

Übrigens: Nahtlose Bräune vom kahlen Scheitel bis zum großen Zeh ist alles andere als ein Ausweis für gehobenes Sonnenbaden. Denn wo hat einer so was schon her? Wenn nicht aus dem eigenen Garten, dann allenfalls aus einem pofeligen FKK-Club oder aus Nackedei-Revieren für jedermann. Im Grandhotel auf Waikiki jedoch oder im Golfclub von Cap Elegance und überall sonst, wo sich die besseren Kreise ihre Bräune holen, pflegt man sich im maßgeschneiderten Badedreß zu bewegen – und das sieht man dann hinterher auch.

Nein, da hat es der Mensch mit dem mehlwurmbleichen Alabasterkörper schon leichter. Der nämlich kann behaupten: Er sei in diesem Jahr vor lauter beruflicher Wichtigkeit und gesellschaftlichem Totalstreß noch überhaupt nicht zum Urlaubmachen gekommen, was er aber im Dezember und Januar weidlich nachholen werde: Beim Wasserskifahren auf den Seychellen oder einer Löwenjagd in Kenya. Oder er könnte auch sagen: Er habe diesmal eine sehr spezielle Studienreise absol-

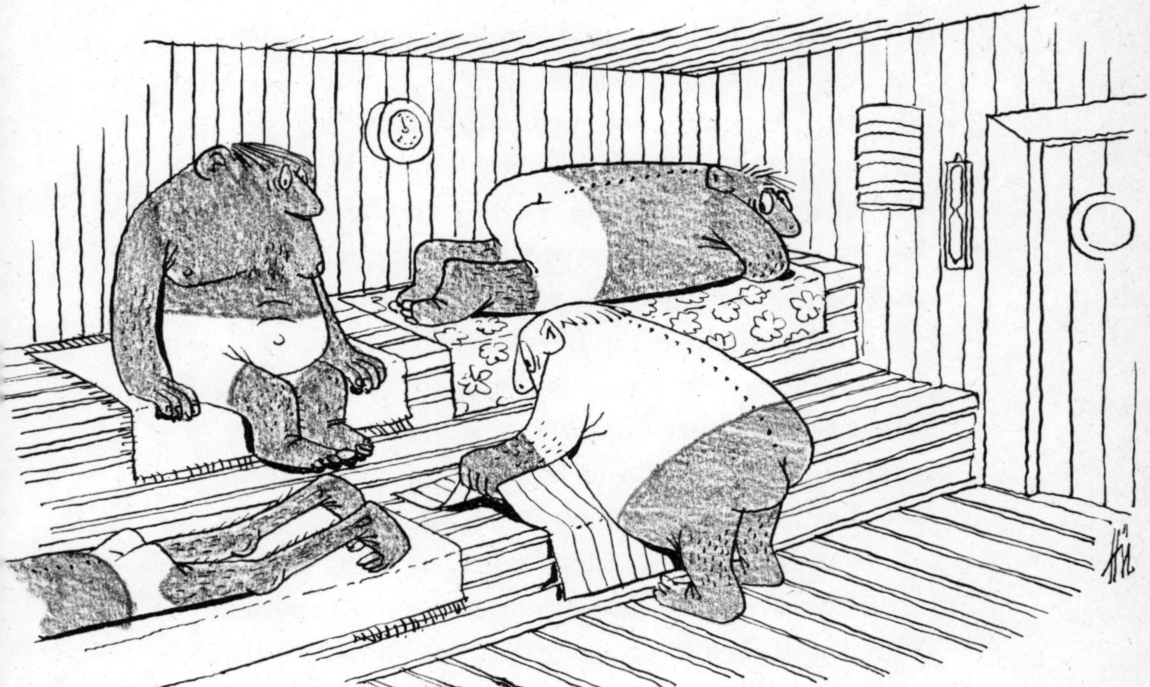

»*Ja wo waren Sie denn?*«

viert – beispielsweise eine Exkursion zur Erforschung des Balzverhaltens von Grottenolmen in den Karsthöhlen Dalmatiens. Oder eine wissenschaftlich begleitete Erkundungsfahrt in die antiken Kupferminen der Phönizier auf Kreta und Cypern. So was erklärt nicht nur hinreichend die totale Farblosigkeit (die ansonsten fast als Armuts-Zeugnis gelten müßte), sondern verleiht unter lauter Tenniscracks, Golfern und Edelsurfern auch eine gewisse Exklusivität.
Zur Winterszeit sieht die Sache ohnedies anders aus. Wer da einen Bronze-Korpus zur Schau trägt, bei dem ist doch sofort alles klar: Sonnenbank. Im Abo zum verbilligten Werbepreis: Ein halbes Dutzend Bestrahlungen pauschal für einen Fuchz'ger oder so. Wer seinen gehobenen Sozialstatus dokumentieren will, der darf dies zwischen Dezember und Mai nur durch eine sehr partielle Bräunung tun. Denn eins ist doch klar: Beim Skifahren in Kitz oder St. Mo'tz wird man bekanntlich nur hirnverbrannt – aber an keinem anderen Körperteil.
Wie gesagt: Es gibt schon Möglichkeiten, auch in völliger Nacktheit zu zeigen, wer man ist und wieviel man hat und daß man überall dabei zu sein pflegt, wo sich die VIPs und die beautiful people tummeln. Dennoch ist dies alles ziemlich unbefriedigend, und sehr viel besser wär's allemal, wenn endlich ein modischer Saunadreß kreiert würde. Die Modemacher seien hiermit aufgerufen, sich hierfür was Ausgeflipptes einfallen zu lassen. Kostenpunkt? Nebensache. Nur auf eins

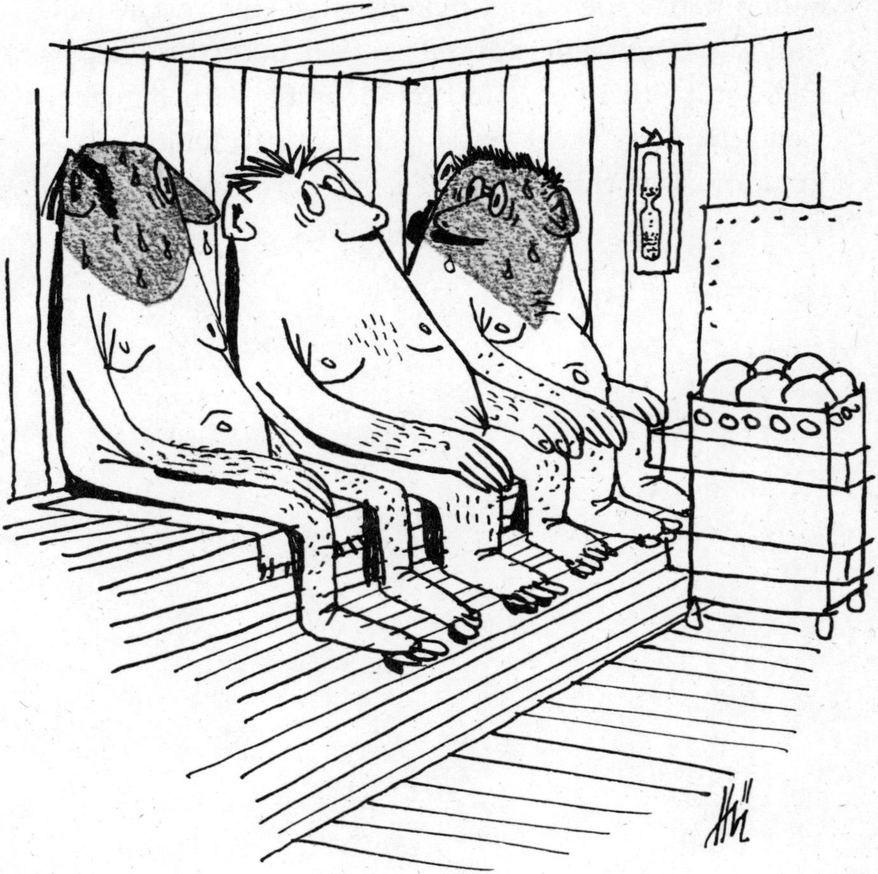

»Waren Sie heuer noch gar nicht . . . ?«

sollte man achten: Ein Knopfloch wäre von gewissem Vorteil. Denn es böte Gelegenheit, auch hier die Miniaturversion des Bundesverdienstkreuzes in selbiges zu heften. Oder auch die Mitgliedsnadel eines exclusiven Clubs, das goldene Sportabzeichen oder die Fliegernadel mit Brillanten. Und dann müßte sich mancher vielleicht doch nicht mehr ganz so gnadenlos seine Epidermis verschmoren lassen...

Tüüürzuuu!

Von Helmut Seitz

»Moijn!« – »Grüß Gott.« – »Gu'n Tach!« – »Hallöchen!« – »Nahmd!«: Der landläufigen Formeln gäbe es viele, mit denen man – je nach Tageszeit und Herkunft – einen Neuankömmling begrüßen könnte. Wer jedoch eine bereits dicht besetzte Transpirierkammer in der Sauna betritt, dem schallt dort zum Willkommen meist nur der barsche Zuruf entgegen: »Tüüürzuuu!« Denn erstens: Wo käme man denn hin, wenn durch das offene Loch die Binnentemperatur kurzzeitig auf laue 88 Grad abkühlen sollte? Man hat schließlich für mindestens 90 Grad Celsius bezahlt, und davon will man sich nun nichts verplempern lassen. Zweitens aber schon gar nicht von irgendeinem Dahergelaufenen, der hier eigentlich sowieso nichts zu suchen hat. Weil er nämlich nicht zur Clique gehört.

So eine Sauna-Clique kann auf zweierlei Art entstehen. Entweder handelt es sich um ein Rudel von Spezln, das auch außerhalb des Sudatoriums wie Pech und Schwefel zusammenhängt. Sei es nun beim Kegeln oder Skifahren oder beim Stammtisch. Oder aber: Die Crew wird erst im Schwitzkasten zusammengeschweißt, indem sich dort an bestimmten Tagen stets die gleichen Typen einzufinden pflegen.

Ob nun aber so oder so: In jedem Fall ergreift die Clique lautstark Besitz und läßt deutlich spüren: Am Donnerstag-Nachmittag (beispielsweise) ist das eigentlich *ihre* Sauna. Wer nicht dazugehört, der soll sich doch gefälligst einen anderen Termin aussuchen! Es erfordert schon allerhand seelische Hornhaut, gegen eine solche Ablehnungsfront ungerührt die Stellung zu halten. Wer über genügend Sturheit verfügt, dem mag es vielleicht gelingen, sich nach und nach die Akzeptanz und schließlich sogar die Zugehörigkeit zu einer solchen Stammclique zu ersitzen. Aber das kostet viel Schweiß und Ausdauer. Denn überlicherweise schotten sich die, die (beispielsweise) am Donnerstag schon immer da waren, gegen einen Frischling so hermetisch ab wie einst die Gralsritter gegen die neugierige Außenwelt. Und es gibt eigentlich nur eine Chance, um diesen langwierigen Prozeß abzukürzen: Wenn man glaubhaft versichern kann, man sei ja gar kein Neuer – ach wo! Sondern man habe halt bisher – und zwar schon seit zwanzig Jahren – seine Schwitzungen stets nur am Freitag abgehalten, was nun aber wegen einer Terminüberschneidung nicht mehr möglich sei.

Was ist das Schlimmste an einer Sauna-Clique? Darüber läßt sich streiten. Manche Nichtintegrierte meinen, am unerträglichsten seien die Witze, die hier gerissen werden: Ha-Ha-Haaaa! Andere irritiert mehr die strenge Hockordnung. Genau wie im Hühnerstall ist hier in jahrelangem Gerangel ausgerauft worden, wer

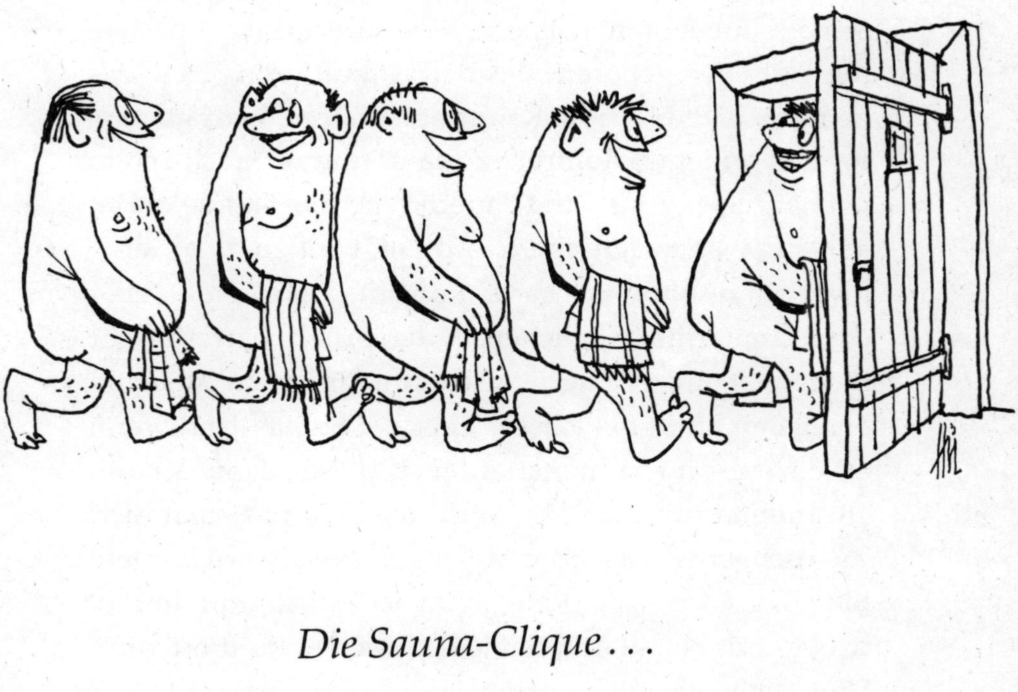

Die Sauna-Clique . . .

seinen Stammplatz ganz oben haben darf oder weiter unten vorliebnehmen muß. Und wehe dem, der es wagen sollte, an dieser Schwitzplatz-Hierarchie zu rütteln.

Wieder andere fänden die Clique insgesamt noch einigermaßen tolerierbar, wenn sie nicht einen Anführer hätte. Der wurde keineswegs demokratisch gewählt, und er verdankt sein Ansehen auch nicht besonderen Leistungen in der Transpiration, sondern ausschließlich seinem angeborenen Talent, sich lautstark und gestenreich als der geborene Leader aufzuführen. Und das geht beispielsweise so: Kaum sitzt dieser Obertranspirator auf seinem Stammplatz, da springt er auch schon wieder hoch und fragt lauernd in die Runde: »Hat jemand was gegen einen Aufguß?« Einen zwar sinnlosen und ohnehin ganz unwahrscheinlichen, aber doch immerhin möglichen Widerspruch wartet er gar nicht erst ab, sondern zischt im gleichen Atemzug bereits einen Kübel Wasser über die Steine. Und wenn er ein besonders penetranter Typ ist, dann läßt er zusammen mit dem H_20 auch noch ein paar Stamperl Zwetschgenwasser oder sonstigen Fusel verdampfen: Ein Gag, der von der Clique jedesmal und immer wieder mit Beifall und fidelem Gelächter quittiert wird. Und das vielleicht nicht nur aus Unterwürfigkeit, sondern weil auf solche Mannen halt auch an diesem Ort der gewohnte Kneipendunst unheimlich stimulierend wirkt.

Wohl dem, der beim Einbruch einer solchen Clique oder spätestens beim Aufkreuzen ihres Rudelführers bereits seine Zeit abgesessen hat. Zwar verschwitzt, aber dennoch kühl gelassen kann er nun von dannen schreiten. Am besten grußlos. Denn egal, was er der Clique zum Abschied zurufen würde, ob nun ein ohnehin nicht ernst gemeintes »Auf Wiedersehen!« oder nur ein kurzes »Tschüß«: Als Antwort wird ihm ja doch nur hinterhergebelfert: »Tüüürzuuuu!«.

Unter Dampf gesetzt

Von Siegfried Lenz

Auf dem Schiff gab es keine Sauna. Duschen gab es da, kalte und warme, schlichte Wannenbäder; nie waren sie besetzt, der gestrichene Boden der Wanne trocken, aufgesprungen, die Hähne fest zugeschraubt, keine Tropfen zeugten von frischer oder gar häufiger Benutzung. Gemieden, ja mit hochmütiger Verachtung gestraft, so erschienen die Duschen, erschienen die schlichten Wannenbäder, keinem Körper durften sie zu einfacher Wohltat verhelfen, keinen abgespannten Geist erquicken, der von zehrender Verhandlung nach Hause fuhr, nach Finnland. Traurig ist das Dasein von Badeeinrichtungen auf finnischen Schiffen.

Ja, auf dem Schiff schon, auf dem kleinen, sauberen, uralten Dampfer merkte ich, lange bevor die finnische Küste in Sicht kam, daß schlichte Bäder ein Schattendasein führen, für den absoluten Finnen nur soviel Bedeutung haben wie auf Kuba die politische Opposition – nämlich gar keine. Nur im Notfall würde er ein gewöhnliches Bad betreten, und das auch nur mit anhaltendem Widerwillen und dauerhaftem Selbstvorwurf: Schon auf dem Schiff erfuhr ich es.

Und mit der Verachtung für das schlichte Wannenbad erfuhr ich etwas vom Triumph der Sauna, von ihrer Bedeutung dortzuland.

Oh, sie freuten sich alle schon darauf, meine finnischen Mitpassagiere, Hochstimmung setzte ein, je näher wir der Küste kamen, fröhliche Erwartung. Es ging nach Hause, und das schien nur zu bedeuten: in die schmerzlich entbehrte Sauna.
Mitleid überkam sie, als sie erfuhren, daß ich es mit der traurigen Dusche versucht hatte; ihre Anteilnahme ging so weit, daß sie mich einluden, drei, vier Einladungen zu gleicher Zeit, jedoch nicht, um gemeinsam zu essen, spazierenzugehen oder Pilze zu sammeln, sondern alle luden mich ein, in ihre Sauna zu kommen, mit ihnen zusammen zu saunieren. Ein junger Ingenieur lud mich dazu ein, ein lederhäutiger Greis, selbst eine sehr reife Dame zeigte sich von Mitleid erfüllt und lud mich ein zur gemeinsamen Sauna. Nie, versicherten sie, nie würde ich ein gewöhnliches Bad mehr betreten, wenn ich erst die vielfältige Wohltat der Sauna erfahren hätte. Ihre Versicherungen waren so bestimmt, die Schilderungen des Saunalebens so schwelgerisch, daß ich mir ihre Sauna ungeduldig vorzustellen begann: Ich dachte an die römischen Thermen, sah mich bereits auf lockerem Ruhebett, gesalbt von den strohblonden Töchtern Suomis, von ihrer sportlichen Anmut umgeben: Ich sah mich schon Tage, Wochen, ja vielleicht mein ganzes Leben in der Sauna zubringen; denn fühlte ein Römer sich nicht in den Thermen zu Haus? Entstand die Politik, die Rom zur Weltmacht führte, nicht im Lavendelduft moussierender Bäder? Und wurden die angenehmsten

Geschäfte nicht geschlossen, während eine kleine, wohlerfahrene Hand die Stirn frottierte, den Rücken verständig behandelte? Ich nahm die Einladungen an.

Wenn die Sauna nicht mehr hilft . . .

Ein höflicher Richter war mein Gastgeber, ein breitwangiger, untersetzter Mann um die Fünfzig, glatthäutig, sehr glatthäutig; liebevoll nahm er sich meiner an, lud mich ein in sein Landhaus, er versprach, mich in das Zeremoniell der Sauna einzuführen, mir die Augen zu öffnen für ihre vielfältige Wohltat.

Als wir dann draußen waren, draußen an einem verfilzten Wald, vor einem flachen, schilfgesäumten See, wo das Landhaus lag, suchte ich sofort nach dem Ort der vollkommenen Erquickung. Ich konnte ihn nicht entdecken. Ich fragte meinen Gastgeber, und er deutete auf ein kleines, braungetünchtes Holzhaus und sagte: »Das ist die Sauna.« »Das«, fragte ich, »das«, sagte er höflich und mit versonnenem Blick. Das Holzhaus stand unmittelbar am See, von fettglänzenden Erlen umgeben; harmlos sah es aus, wie ein schmucker Schuppen, eine gepflegte Bude, und es war so klein, daß ich unwillkürlich überlegte, wie die strohblonden Töchter Suomis, die mich salben, verständig massieren sollten, darin Platz finden könnten. Mein Gastgeber hatte zur Saunazeremonie noch einige Freunde mitgebracht, ein Kapitän war darunter, ein Direktor, auch zwei stumme, wohlerzogene Söhne hatte er mitgebracht – auf seine Großmutter mußte er schweren Herzens verzichten, da sie verreist war, sonst wäre auch sie dabei gewesen. Höflich lächelten wir uns zu, rauchten Zigaretten und blickten auf die Stätte vollkommener Erquickung: Rauch stieg aus der braungetünchten Bude auf, giftgelber Qualm, der kräuselnd durch die Erlen strich; das einzige Fenster war blind. Es war kalt. Ein kalter Wind kam auf. Ich begann zu frieren. Mein Gastgeber kam zu mir und sagte: »Wir haben eine Redensart in Finnland, wir sagen: ›Wenn die Sauna nicht mehr hilft, das Schröpfen und der Schnaps, dann kann man sterben, ohne sich Vorwürfe machen zu müssen, eine Therapie versäumt zu haben.‹ Wenn die Sauna nicht mehr hilft, hilft nichts mehr.« »Ich werde es mir gut merken«, sagte ich und blickte gespannt auf die schmucke Bude, die soviel Wohltat bereithalten sollte – und nicht nur Wohltat, sondern nebenbei wohl auch das belebendste Elixier der Welt.

Wir schnippten nacheinander die Kippen fort, höfliche Blicke trafen mich, Blicke der Aufforderung. Ich sah auf meine Uhr: Es war neun Uhr abends. Um mich herum wurden die Hemden abgestreift, rutschten Hosen zu Boden, die Hose des Kapitäns, die Hose des Direktors und die Hose meines Gastgebers; lächelnd standen die Herren da, in eindrucksvoller Kreatürlichkeit. »Es ist soweit«, sagte mein Gastgeber leise, »der Augenblick ist da.«

Höflich sahen die Herren zu, wie ich mich auszog, sie nickten beifällig, wenn ein Stück nach dem anderen fiel, und ihre Gesichter zeigten Genugtuung, als ich nackt und zitternd zwischen ihnen stand. Sie drückten mir die Hand. Sie komplimentierten mich unter Formen weltläufiger Höflichkeit zur Sauna.

Ich hatte den Vortritt. Eine höfliche Hand öffnete die Tür, drückte mich mit sanftem Zwang hinein, und ich dachte – konnte ich überhaupt noch denken, nein reagieren, panisch reagieren? – das war das einzige, wozu ich noch fähig war: fliehen, raus hier, nur fliehen, das wollte ich. Als ob sie mir einen glühenden Pfahl in die Luftröhre gestoßen hätten, so fühlte ich mich nach dem Eintritt in ihr Heiligtum: eine heiße, trockene, würgende Luft fiel mich an – zugegeben, sie war auch würzig – und vor dem Auge wurde es schwarz.

Was hatten sie mit mir vor? Ich sah, soweit es noch möglich war, flehend in ihre Gesichter, hilfesuchend, ich hielt nach einer Lücke zwischen ihnen Ausschau, aber zwischen ihnen war keine Lücke, und alle Gesichter lächelten mir höflich zu. Ihre Höflichkeit zwang mich zu bleiben. Der letzte schloß die Tür. Ein irdener Rundofen in einer Ecke, in der anderen ein Bottich mit Wasser, an der Wand, stufenförmig, drei Holzbänke; war dieser kleine hölzerne Käfig schon der Ort vollkommener Erquickung? Freundlich schubsten sie mich zur Bank, nötigten mich, Platz zu nehmen, und ich setzte mich mit dem glühenden Pfahl in der Brust.

Welch ein Wasser-Reservoir ist der Mensch

»Sie werden die ganze Zeremonie kennenlernen«, sagte mein Gastgeber, ich hoffe, es macht Ihnen Freude.« »Sicher«, stöhnte ich, »es macht mir ungeheure Freude.«
Die Herren setzten sich auf die stufenförmige Bank, legten die Hände auf die Knie, beobachteten mich und lächelten mir liebenswürdig zu.
Ich versuchte zurückzulächeln mit dem glühenden Pfahl in der Luftröhre.
Meine Haut begann sich zu verfärben, Kochwurstfarbe anzunehmen, sie dehnte sich, schwoll und schwoll, gleich, dachte ich, gleich macht es pfffft, irgendwo platzt es, und dann entweicht alles zischend aus dir wie aus einem geöffneten Ventil. Soweit kam es nicht. Zu gegebener Zeit erhob sich mein Gastgeber, schöpfte mit einer Pütz Wasser aus dem Bottich und schleuderte das eiskalte Wasser gegen den irdenen Ofen. Ein Knall, ein Zischen, und in der fauchenden Dampfwolke, die sich löste, glaubte ich Luzifer auffahren zu sehen. Dampf hüllte uns ein, unsichtbar waren die höflichen Gesichter der Herren – stockte der Atem? Verweigerten Herz und Lunge die Arbeit? Etwas bereitete sich in mir vor, etwas staute und sammelte sich, ich spürte es genau, und

dann, nachdem der Gastgeber eine zweite Pütz Wasser gegen den Ofen gegossen hatte, brach es von innen aus: Der Hals öffnete sich, die Stirn öffnete sich, alles tat sich auf und gab frei, woraus der Mensch zu über zwei Dritteln besteht – Wasser. Wieviel Durstige können damit getränkt werden; literweise brach es aus, rann kribbelnd in Bächen ab – welch ein Wasser-Reservoir ist der Mensch! Unhörbar quellend trat es hervor, und besorgt blickte ich an mir herab, erwartete zu schrumpfen oder zusammenzufallen. An den Füßen, ja, auf dem gebogenen Zementfußboden, sammelte sich das Wasser, floß sacht in eine Rinne, gewann an Kraft und strömte zu einem Abflußrohr in der Wand. Erschrocken und gelähmt, vor allem aber gelähmt, starrte ich auf das Abflußloch – war das schon Todesangst?
Ich blickte so fasziniert darauf, daß ich nicht merkte, wie mein Gastgeber aufstand – plötzlich aber riß es mich auf die Beine, die Hände schlossen sich zu Fäusten, die Fäuste nahmen Abwehrstellung ein: Ah, während ich gebannt dagesessen hatte, schlug mir mein höflicher Gastgeber eine Pütz Wasser um die Ohren, eiskaltes Wasser, forsch gegossen, wie ein Dolch traf es mich, der Schock riß mich hoch. Ich wollte zur Tür stürzen. Doch die Herren auf der Bank lächelten höflich und nickten mir anerkennend zu. Und mein Gastgeber reichte mir die Pütz und bat mich, ihm nun die gleiche Wohltat zu erweisen, »als willkommene Abkühlung«, wie er meinte, und so keuchte ich zum Bottich, füllte die Pütz und – wo waren

meine Kräfte geblieben? War die Pütz aus Blei? Zitternd stemmte ich sie über den geröteten Rücken meines Gastgebers, kippte sie langsam um, ein dünner, eiskalter Strahl ergoß sich auf den Richter, und er schaute sich um, erstaunt, ein wenig unwillig, ich goß nicht forsch genug, der Herr vermißte die »willkommene Abkühlung«. »Ist es nicht wunderbar«, fragte er, »es geht einem durch und durch.« »Zweifellos«, hauchte ich, »zweifellos.« »Das ist die original Finnische Sauna«, sagte er. »Ich spüre es«, sagte ich mit dem glühenden Pfahl in der Brust. »Die beste Medizin«, sagte er.

Und ich dachte: Überstehen ist alles, und ließ mich auf meine Bank fallen. Als ich vorübergehend bei Atem war, sagte ich – in der Hoffnung, daß nach der willkommenen Abkühlung die Folter beendet sei –: »Darf ich die Handtücher holen? Wenn die Herren wünschen, hole ich sie gern, sehr gern«, und ich erhob mich und wollte zur Tür. »Es beginnt doch erst«, sagte mein Gastgeber. Wieder zischte Wasser gegen den Ofen, fuhr Luzifer aus der fauchenden Dampfwolke, die uns verhüllte, und die Quellen öffneten sich. Gleichmütig, wie die Physik es vorschreibt, sammelte sich das Wasser in der Rinne, gab dem sanften Gefälle nach und wanderte zum Abflußrohr, das in den See führte. Ich blickte mir nach, wie ich davonrieselte, murmelte meinem verflüssigten Teil einen schwachen Gruß zu, bis es mich, unvermutet, wieder hochriß.

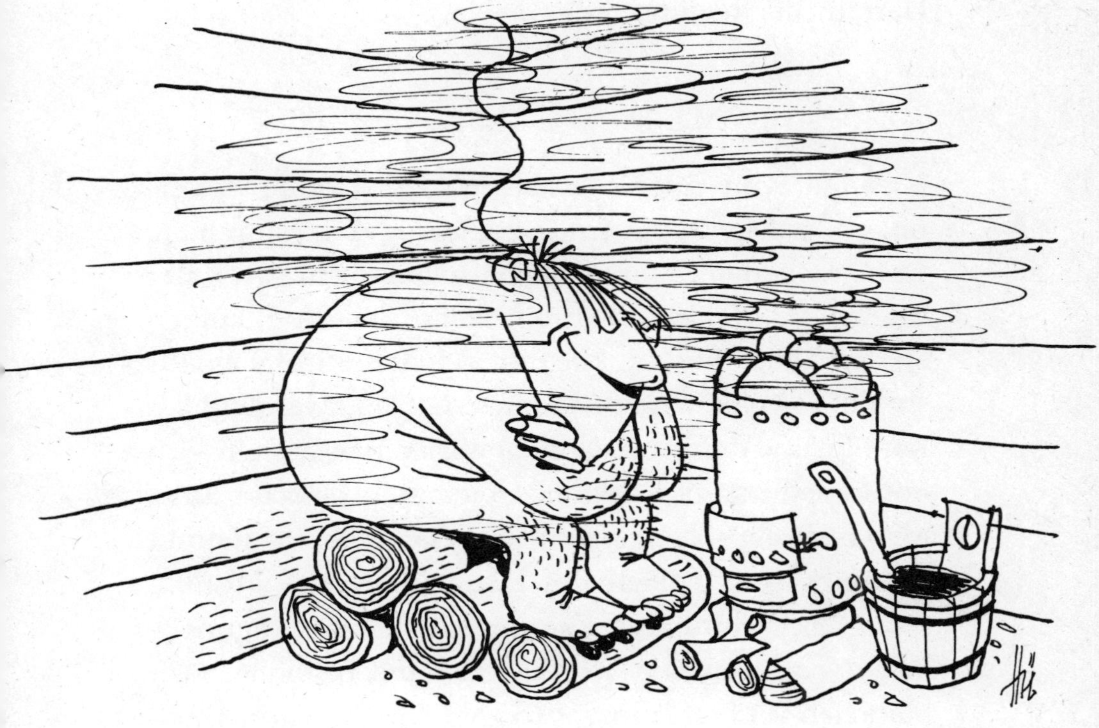

In meditierender Wehmut klatschte eine neue Pütz Wasser gegen meinen Rücken, ich hob die Fäuste, doch Fäuste öffnen sich vor höflich lächelnden Gesichtern. Erschlöpft verhalf ich dem Gastgeber zu der gleichen Abkühlung und fragte schnell: »Werden vielleicht die Handtücher gewünscht?«

Mao Tse-tung, Mao Tse-tung

Niemand wünschte sie – außer mir. Alle Herren, der Kapitän, der Direktor, mein Gastgeber und die stummen, wohlerzogenen Söhne – alle lächelten, seufzten unter belebender Wohltat, sie drehten ihre Schenkel, kniffen an den Zehen herum, kratzten sich unaufdringlich, für sie war es vollkommene Erquickung. Und während der Kapitän und der Direktor zu politisieren begannen – ich hörte mehrmals schnell hintereinander: Mao Tse-tung, Mao Tse-tung –, beugte sich mein Gastgeber zu mir und bat mich sehr höflich um Entschuldigung. »Wofür«, fragte ich, »wofür bitten Sie mich um Entschuldigung?« »Weil wir hier keine Frauen zur Hand haben.« Wozu brauchen wir hier Frauen«, fragte ich matt. »Zum Abseifen«, sagte er. »In den größeren Saunen bei uns werden wir von Frauen abgeseift. Leider ist meine Großmutter verreist, sie hätte es übernommen.« »Schade«, sagte ich, »hoffentlich hat sie eine gute Reise.«
Mein Gastgeber erhob sich, machte eine, wenn auch nur angedeutete Verbeugung der Höflichkeit, und als

ich ratlos zu ihm aufsah, sagte er: »Ich bedaure zutiefst, daß keine Frau hier ist; erlauben Sie deshalb, wenn ich Sie nun abseife. Ich werde bemüht sein, mein möglichstes herzugeben. Darf ich bitten?« »Bitte«, sagte ich.
Er führte mich zum Fenster, schlug mir eine Pütz Wasser um die Ohren, worauf ich mir nur mit Mühe meine Besinnung erhalten konnte, und dann begann er sein möglichstes beim Abseifen herzugeben. Meine Stirn ruhte auf dem Fensterkreuz, und ich erschauerte plötzlich, als die Seife mich berührte: Nein, es war keine gewöhnliche Seife, zumindest keine, womit Filmsternchen ihren milchigen Teint erzeugen, ein riesiger Block von Kernseife war es, kiloschwer, in der Größe einer 15-cm-Langrohrgranate, und er stemmte die Seife hoch und gab sein möglichstes her auf meinem Rücken.

Jetzt gehen wir in den See

Ich schloß die Augen, die Stirn schlug rhythmisch gegen das Fensterkreuz, der Körper schüttelte sich – hatte indes nicht mehr die Kraft, sich aufzubäumen, zu protestieren, und als ich nichts mehr zu spüren glaubte, nur noch Knetmasse in seinen Händen war, da setzte er den Seifenblock auf den Boden und nahm eine Bürste. Ich vermute, er wollte meine Haut als Souvenir behalten, denn die Bürste, die er nahm, war auch keine gewöhnliche Bürste: Ein Piassava-Besen schien es zu sein oder eine solide Drahthaarbürste, mit der man den Rost von Leitungsrohren bürstet. »Die Handtücher«, keuchte ich. »Bitte«, sagte mein Gastgeber höflich, »bitte, wir sind erst mitten in der Zeremonie, und zunächst fände ich es ausnehmend liebenswürdig, wenn Sie nun auch mich abseiften, vorausgesetzt natürlich, daß Ihre Güte soweit reicht.« Reichte sie soweit? Ich sammelte Kraft, konzentrierte mich wie ein Hammerwerfer, dann stemmte ich den Block Kernseife hoch, ließ ihn den Rükken meines Gastgebers hinuntergleiten – schlapp, zu schlapp für ihn, der sich umwandte und mich erstaunt und sorgenvoll musterte. Als sein Rücken leidlich mit Seife bedeckt war, nahm ich die Drahtbürste, wedelte erschöpft, vor allem unsystematisch herum, nein, ich brachte die Seife nicht zum Schäumen. Verausgabt, besonders aber verzweifelt, stülpte ich zum Schluß eine Pütz Wasser über den Richter und hauchte: »Jetzt doch aber die Handtücher!« »Jetzt gehen wir in den See«, sagte er, »wir dürfen das Zeremoniell nicht unterbrechen.«

Ich lasse Ihnen gern den Vortritt

Die anderen Herren, die sich ebenfalls abgeseift hatten, gingen an uns vorbei zur Tür, sie gingen durch die Erlen, betraten einen Steg und sprangen durchaus elegant ins Wasser. Schwimmend durchquerten sie den Schilfgürtel und schwammen hinaus auf den dunklen See. Wir standen noch auf dem Steg, ich sah zu den Wäldern hinüber – waren es die Wälder, in denen Nurmi trainiert hatte für seine unsterblichen Läufe? Fliehen, jetzt fliehen, mit Nurmis Ausdauer, seiner enormen Schrittweite. »Bitte, nach Ihnen«, sagte mein Gastgeber und zeigte aufs Wasser.

»Oh«, sagte ich, »diesmal wollen wir doch vergessen, daß ich Ihr Gast bin. Ich lasse Ihnen gern den Vortritt!«

»Sie sind mein Gast«, sagte er, »nur zu.«

»Kann man hier springen?« fragte ich.

»Sicher«, sagte er, »es ist tief genug. Im Augenblick treiben ja keine Eisschollen.«

»Nein«, sagte ich, »schade, es ist kein Eis zu sehen.«

»Vor drei Wochen hatten wir noch Eis.«

»Dann hätte ich früher kommen sollen«, sagte ich.

Mein Gastgeber sprang zuerst, verschwand unter Wasser und tauchte prustend im Schilf auf und rief mit einer Stimme, die nichts als Behagen verriet: »Bitte ich warte auf Sie.«

Ich schloß die Augen. Ich sprang. Und in der Zeit, in der ein Schwimmender sich umdreht, stand ich wieder auf dem Steg.

»Kommen Sie nicht mit?« rief mein Gastgeber.

»Ich bin schon wieder zurück«, rief ich, »es war wunderbar, eine willkommene Abkühlung!« Ich stand auf dem Steg, beobachtete die schwimmenden Herren, die noch schwimmend politisierten, immer wieder hörte ich Mao Tse-tung, Mao Tse-tung.

Als sie zurückkehrten, fanden sie das Wasser zu warm, und auch ich fand das Wasser zu warm, und wir gingen durch die Erlen zurück zur Sauna. »Wie wär's, meine Herren«, fragte ich, »darf ich jetzt die Handtücher holen?« Sie schüttelten höflich die Köpfe, mein Gastgeber drückte mich mit sanftem Zwang wieder in den Dampfkäfig hinein, eine Pütz voll Wasser zischte gegen den irdenen Ofen, und abermals verabschiedete ich, was aus dem Körper hervorbrach. War es immer noch nicht genug? Wollte sie es auf die Spitze treiben? Einer der stummen, wohlerzogenen Söhne kam mit einem Arm voller Saunabesen herein, sorgfältig geschnittenen Birkenreisern, die noch Laub trugen. Die Besen waren handlich, nicht länger als der Ellenbogen eines Mannes, und der Sohn verteilte die Besen und kletterte auf die oberste Bank, wo es nicht unbedingt heißer ist als in Luzifers glühender Residenz. Ich roch an dem Besen, er duftete nach frischem Laub. Lächelnd beugte sich mir mein Gastgeber zu und sagte sehr höflich: »Erlauben Sie, daß ich Ihren Rücken bearbeite und vorzugsweise die Stellen, die aus natürlichem Grund schwer zu erreichen sind. Vorn, denke ich, können Sie es selbst besorgen. Es ist einfach: Man peitscht sich aus.«

Und mit dem letzten Wort zog er mir den ersten Schlag über den Rücken, so daß ich auffuhr und er mich beschwichtigend ansah. Kurz fielen seine Schläge, knapp aus dem Handgelenk; ich geißelte mich vorn, wedelte schlaff über meine Knie, wedelte vor meinem Gesicht, um mir Luft zuzuschanzen.

Nun können wir die Handtücher brauchen

Dann bot er mir seinen Rücken an, ich schlug ihn beidhändig, klatschend fiel der Besen auf ihn nieder – es war nicht scharf genug, entsprach nicht dem Zeremoniell, und von neuem traf mich der erstaunte und unwillige Blick über die Schulter. Er entschuldigte sich bei mir, winkte seinen Söhnen und schärfte ihnen ein, ihre ganze Jugend in die Schläge zu legen; sie taten es, und mein Gastgeber krümmte sich in wohligen Schauern.
Erschöpft vor mich hinwedelnd, sonderbar angezogen von dem Abflußrohr, ergoß sich wiederum eine eiskalte Pütz Wasser über mich: Diesmal sprang ich nicht auf, keine Faust ballte sich, mein Wille war gebrochen. Ja, ich lächelte in wortloser Qual. Und als mein Gastgeber sagte: »Nun können wir die Handtücher brauchen«, nickte ich nur langsam, erhob mich zögernd und schwankte zur Tür hinaus.
Wir frottierten uns gegenseitig zwischen den Erlen. Ich sah auf meine Uhr: Es war eine halbe Stunde vor Mitternacht. Wir rauchten, der Gastgeber verschwand noch einmal in der Sauna, und als er zurückkehrte, brachte er eine riesige Pfanne mit, in der, rötlich gedunsen, zwei armdicke Würste lagen, ein Abbild all dessen, was ich

durchstanden hatte. Der Gastgeber zerschnitt die Würste, verteilte die Stücke und holte einen ganzen Kasten Bier, und wir tranken das Bier und aßen die Würste und unterhielten uns interessant über die Sauna.

Wir standen lange zusammen, die Nacht war auf einmal warm, der Kapitän machte den Vorschlag zu fischen, und als wir das Boot losbanden, merkte ich, daß ich nur meine Turnhose trug und nicht mehr fror. Und ich spürte plötzlich noch mehr: eine vielfältige Wohltat, Leichtigkeit und vollkommene Erquickung und ein unbegreifliches Gefühl von Neugeborensein, wie sie nur eine Institution der Welt gewährt: die Finnische Sauna.

Wir danken dem Hoffmann und
Campe Verlag für die Abdruckgenehmigung.

Inhalt